Ginseng
neu gesehen

Titelbild:
Ginseng-Pflanzen mit Früchten unter Schattendächern.

1. Auflage 1990
2. Auflage 1993

Umschlaggestaltung und Grafik:
Cecon & van den Hoogen GmbH, Großkrotzenburg
Bildnachweis:
Titelbild, Seite 73-77 Il Hwa Co., Ltd., Seoul, Korea.
Seite 78 Hans Dambruch, Großkrotzenburg

Lithografie:
Blöink Reprotechnik GmbH, Darmstadt-Wixhausen

Satz und Druck:
E. Gundlach GmbH & Co. KG, Werk Bielefeld
ISBN 3/926704-05-5
Printed in West-Germany

Ginseng neu gesehen

Protokoll einer ungewöhnlichen Heilpflanze

Manfred Rumrich

Verlag Waltraud Baumeister
Stuttgart

Inhaltsverzeichnis

Teil 3 Seite

Dem Geheimnis der Wirkung auf der Spur – die Inhaltsstoffe – welche Wirkungen bekannt sind

Teil 4 Seite

Ginseng wann, wieviel, wie lange und andere praktische Hinweise

Teil 1

Eine nüchterne Betrachtung
Ginseng vollbringt keine Wunder
Die asiatische und die westliche Sicht der Dinge
Erste Schritte zu einem neuen Verständnis

Eine neue Bewertung als Ziel

Unwissenheit, Überheblichkeit und Scharlatanerie haben wahrscheinlich gleichermaßen dazu beigetragen, daß der Ginseng bei uns auch heute noch sehr umstritten ist.

Da bestehen einerseits völlig realitätsferne Vorstellungen, was seine Wirkungseigenschaften und -möglichkeiten betrifft. Andererseits gibt es Menschen, die den Ginseng generell ablehnen. Hierzu gehören nicht nur viele Vertreter einer Schulmedizin, die sich noch immer schwer damit tut, andere Wertvorstellungen als die eigenen überhaupt zur Kenntnis zu nehmen. Auf Abstand bleiben auch viele moderne Menschen, die kritisch zu denken gelernt haben und deshalb so manches Wirkungsversprechen der Werbung als höchst zweifelhaft empfinden und, leider oft zu Recht, dahinter Geschäftemacher vermuten. Und nicht zuletzt hat die Presse ihren Teil zur Widersprüchlichkeit des Ginseng-Images beigetragen. Denn während die Boulevardpresse gern Wunder verkauft, die es nicht gibt, geißelt die sog. seriöse Presse alles als unglaubwürdig, was nicht bis zum letzten i-Tüpfelchen nachgewiesen ist.

Was aber steckt wirklich hinter dieser geheimnisvollen Wurzel, die scheinbar immer nur polarisiert, entweder Zustimmung oder Ablehnung hervorruft? Gerade in einer Zeit, in der es nötig geworden ist, uns den Wert der Natur drastisch vor Augen zu führen, in der wir beginnen, pflanzliche Arzneimittel wieder als wertvoll zu betrachten, sollte zumindest der Versuch gemacht werden, auch den Wert des Ginseng als Heilpflanze nüchtern und anhand nachprüfbarer Fakten neu zu bestimmen. Denn als Heilpflanze wurde er dort, wo er wächst, von den Menschen schon immer hoch geschätzt und zur Erhaltung der Gesundheit eingesetzt.

Beginnen wir also mit einer ganz selbstverständlichen

Feststellung, nämlich der, daß Ginseng keine Wunder vollbringen kann.

Abschied vom Wunderglauben

Von Wundern zu sprechen ist einfach, solange man die Mechanismen nicht kennt, die der Wirkung einer Heilpflanze zugrunde liegen. So ist es auch beim Ginseng gewesen. Wie gut ließen sich die ungewohnten Effekte mystifizieren, zumal er aus dem fernen Osten kam, der uns mit seinen Menschen, ihrem Denken, Fühlen und Handeln seit jeher nur schwer zugänglich war. Bei einem Blick zurück in die Geschichte muß man allerdings feststellen, daß dem Ginseng schon immer der Ruf des Außergewöhnlichen und Besonderen anhaftete. Zweifellos besitzt er Wirkungseigenschaften, die zunächst verblüffen. Doch die moderne Forschung ist heute wenigstens teilweise in der Lage, manche der Mechanismen, die dafür verantwortlich sind, wissenschaftlich zu erklären.
In den frühen chinesischen Dynastien, Jahrtausende vor unserer Zeitrechnung, glaubte man noch, daß die Menschen durch Ginseng das ewige Leben erlangen könnten. Vor allem die frühen Kaiser, die über genügend Macht und Mittel verfügten, sich ständig mit Ginseng zu versorgen, hofften, mit seiner Hilfe unsterblich zu werden. Natürlich blieb ihnen die Erkenntnis nicht erspart, daß dies unmöglich war. Bis heute aber ist man, zumindest im ostasiatischen Raum, davon überzeugt, daß sich mit Ginseng das Leben nicht nur verlängern, sondern bis ins hohe Alter hinein auch lebenswert erhalten läßt.
Nachdem Ginseng in Europa bekannt geworden war, hielt man ihn hier zunächst für eine Art Allheilmittel, eine der typischen Fehlinterpretationen asiatischer Denkformen, die bis heute nur schwer korrigierbar sind.

Natürlich konnte er die hochgesteckten Erwartungen in der gewünschten Form nicht erfüllen. Deshalb geriet er bald wieder in Vergessenheit. Sowieso wurden in der westlichen Welt zu Beginn des 20. Jahrhunderts mit der rasanten Entwicklung der modernen Chemie, der Medizin und nicht zuletzt der synthetischen Arzneimittel die Heilpflanzen mehr und mehr aus dem Bewußtsein der Menschen verdrängt. Der Ginseng jedenfalls tauchte bei uns erst wieder nach dem zweiten Weltkrieg aus der Versenkung auf, allerdings ohne daß die Wissenschaft seinerzeit schon in der Lage gewesen wäre, die steigende Beliebtheit mit einer entsprechenden Legitimation ausstatten zu können.

In Ostasien dagegen hatten die Heilkräuter ihren hohen Stellenwert fast uneingeschränkt behalten und sind nach wie vor wesentlicher Bestandteil der traditionellen Medizin. Man kannte ihre Wirkungseigenschaften aus Jahrhunderte alten Beobachtungen und sah keinen Grund, dieses Wissen brachliegen zu lassen. Vor allem vom Ginseng waren schon sehr früh viele Anwendungsmöglichkeiten bekannt, was nach dem chinesischen Verständnis vom Körper, seiner Gesundheit und den Zusammenhängen, die zu Krankheiten führen können, nicht weiter verwunderlich ist. Denn im asiatischen Raum werden gesundheitliche Störungen seit jeher anders diagnostiziert, interpretiert und therapiert, als wir es gewohnt sind.

Zwei Welten stoßen aufeinander

Die traditionelle chinesische Medizin basiert auf philosophischen Grundprinzipien, deren Ursprünge über 4000 Jahre zurückreichen. Sie sieht den Menschen stets als ein Ganzes, in dem Körper und Geist als untrennbare Einheit miteinander verbunden sind und stellt den Menschen als

Individuum in engste und ständige Beziehung zu seiner unmittelbaren Umwelt, zur Natur, zum ganzen Universum. Dabei unterliegt auch er den beiden Elementarkräften Yin und Yang, deren Wirkungen einander entgegengerichtet sind. Solange sich die beiden Kräfte im Körper im Gleichgewicht befinden, ist dieser gesund. Grundprinzip des fernöstlichen Verständnisses von Gesundheit ist deshalb, dieses Gleichgewicht zu erhalten und zu verbessern. Das Hauptaugenmerk liegt stets darauf, Ungleichgewichte, also Krankheiten von vornherein zu verhindern. Folgerichtig wurde Ginseng bevorzugt als Mittel zur Stärkung der Gesundheit verstanden. Die Behandlung bereits aufgetretener Krankheiten kommt erst an zweiter Stelle. Aber auch in diesem Fall wird der asiatische Arzt primär nach krankheitsauslösenden Faktoren und krankheitserhaltenden Zusammenhängen forschen, weil er den Menschen stets als Ganzes und in unmittelbarer Wechselwirkung mit seinem persönlichen Umfeld sieht.

Der westliche Kollege dagegen ist ganz auf die Behandlung der Krankheit ausgerichtet. Entsprechend seiner schulmedizinischen Ausbildung denkt er in der Regel organbezogen, was bedeutet, daß er vornehmlich das Organ behandeln wird, an dem Beschwerden auftreten. Eine ganzheitliche Sicht ist erst im Ansatz zu erkennen. Als Schritt in die richtige Richtung ist jedoch das Bestreben zu werten, z.B. auch psychosomatische Zusammenhänge, also die Wechselbeziehungen zwischen Körper und Seele, besser verstehen zu lernen und dadurch manchen Krankheiten überhaupt erst auf die Spur kommen zu können.

Mit diesem Vergleich sollen die zweifellos enormen Errungenschaften der modernen Medizin keineswegs geschmälert werden. Tatsache jedoch ist, daß durch die isolierte Behandlung von Organen in vielen Fällen eine kausale, also auf die Ursachen der Krankheit gerichtete

Therapie, gar nicht möglich ist, sondern lediglich eine symptomatische. Darüber hinaus wirkt sich unser System der Gesundheitsfürsorge auf die Durchführung von prophylaktischen, krankheitsverhindernden Maßnahmen eher hemmend als fördernd aus.
Bei solchen, prinzipiell unterschiedlichen Ansätzen des Denkens ist es nicht erstaunlich, daß es die fernöstliche und die westliche Weltanschauung nicht leicht miteinander haben. Trotzdem gibt es gegenseitig befruchtende Momente. So ist z.B. die Akupunktur, auch wenn anfänglich heftige Abwehrgefechte geführt wurden, bei uns längst zu einer allgemein anerkannten Therapie-Methode geworden. Asien dagegen hatte sich der westlichen Medizin schon im letzten Jahrhundert vorsichtig geöffnet. Vor allem wurde versucht, Nachteile im eigenen System durch geschickte Verknüpfung mit den erfolgreicheren Methoden der Akut-Medizin des Westens auszugleichen. Damit hat man jedoch die Basis der traditionellen Medizin keinesfalls aufgegeben.

Yin und Yang

Nach dem chinesischen Verständnis der Welt und der Natur unterliegt alles, angefangen vom kleinsten Atom bis zum gesamten Universum, den beiden Urkräften Yin und Yang. Sie haben die Welt geschaffen, sie bedingen das Sein, aber auch die ständige Veränderung, sowohl des Lebens als auch der unbelebten Materie. Als elementare Energieformen sind sie ständig im Fluß und stets bemüht, sich auszugleichen. Dieser Energiefluß findet im Körper als Ganzem und ebenso in den Organen und Zellen statt. Ihn im Gleichgewicht zu halten, ist das primäre Bestreben der traditionellen chinesischen Medizin. Eine ärztliche Diagnose ist demnach auch zuallererst eine Bestandsaufnahme des energetischen Potentials von

Körper und Organen sowie des Energieflusses zwischen Organen, Körper und Umwelt.
Yin wird als stabil, fest, statisch, weiblich, passiv, kalt, dunkel und nach innen gerichtet beschrieben. Yang, dem die Attribute aktiv, hell, heiß, beweglich und männlich zugeordnet werden, gilt als nach außen gerichtet. Organe z.B. haben ein Yin-Inneres und ein Yang-Äußeres. Es erscheint wie selbstverständlich, daß auch die Nahrung, die wir täglich aufnehmen, Yin- und Yang-geprägt ist. Dahinter verbirgt sich, in unsere Denkweise übersetzt, nichts anderes als der Einfluß der Ernährung auf den Körper und seine Gesundheit. Denn ein Organ kann ohne weiteres zu sehr Yin sein oder werden und erscheint dann als träge, kalt und unbeweglich. Es besteht eine Schwäche durch verminderte Funktionstüchtigkeit. Überwiegt die andere Richtung und ist das Organ zu sehr Yang, liegt eine „Überhitzung", also eine übersteigerte Aktivität vor, die Überbeanspruchung und so, wenn auch auf entgegengesetzte Weise, Schwächung bedeutet.
Diesem Verständnis von Natur und Gesundheit entsprechend, lassen sich für Ginseng zwei grundsätzliche und den Detailwirkungen übergeordnete Wirkungseigenschaften feststellen. Er kann sowohl beruhigend wirken, was der Bedeutung für Yin entspräche, als auch anregen, was dem Yang zuzuordnen wäre. Unter beruhigend ist im übertragenen Sinn eine funktionell verlangsamende, zurücknehmende, verringernde Wirkung zu verstehen, unter anregend ein steigernder, antreibender, verstärkender Effekt.
Es ist jedoch nicht allein diese Eigenart der scheinbaren Gegensätzlichkeit, die dazu geführt hat, daß Ginseng schon im alten China als etwas ganz Besonderes angesehen wurde. Es war die Beobachtung, daß sich diese konträren Wirkungen im menschlichen Körper nicht, wie eigentlich zu erwarten wäre, gegenseitig aufheben. Es kommt vielmehr immer nur der eine Teil zum Tragen,

dessen Unterstützung der Organismus gerade benötigt. Hinzu kommt, daß Ginseng im Gegensatz zu vielen anderen hochwirksamen Heilpflanzen praktisch keinerlei Nebenwirkungen zeigt, ein Umstand übrigens, der in der traditionellen chinesischen Medizin einen mindestens ebenso hohen Stellenwert hatte und hat wie die beabsichtigte Wirkung selbst.

Die Tradition der Arzneimittel in China

Das erste chinesische Arzneibuch geht, wie es heißt, auf Shen Nung zurück, eine legendäre Figur, die etwa 3000 Jahre vor Christus gelebt haben soll. Dieses sog. „Shen Nung Pen-tsao ching" wurde von einem unbekannten Autor nach mündlichen Überlieferungen zusammengestellt. Es führt 365 Heilmittel auf und beschreibt deren Wirkungsweise und Anwendung. Die überwiegende Mehrzahl dieser Arzneimittel ist pflanzlicher Natur, und nur wenige haben ihren Ursprung in tierischen oder mineralischen Stoffen. Deshalb wird das Pen-tsao auch als grundlegendes Lehrbuch der chinesischen Heilkräuterkunst angesehen, dem noch heute ein gebührender Respekt und tiefe Verehrung entgegengebracht wird.
Die Einteilung der Arzneimittel, die bereits in diesem Werk nach der Toxizität, also ihrer Giftigkeit vorgenommen wird, ist allerdings unserer westlichen Denkweise völlig entgegengesetzt. Die erste der drei Klassen, und damit die bedeutendste, umfaßt die sog. „königlichen" Heilmittel. Hierzu zählen ausschließlich Stoffe, die unabhängig von Menge und Dauer der Einnahme frei von schädlichen Nebenwirkungen sind. Solche Heilmittel, die den Organismus stärken, die Körperfunktionen verbessern und die Widerstandskraft erhöhen, finden auf breiter Basis bei Gesunden und Kranken Anwendung.

Diese „königlichen“ Heilmittel werden vom Ginseng angeführt. Andere Pflanzen, die in diese Klasse gehören, aber in der Reihenfolge weiter hinten stehen, sind z.B. Süßholz, Ingwer und Jujube, eine chinesische Dattel. In der zweiten Klasse finden sich die sog. „ministeriellen“ Heilmittel. Sie haben eine insgesamt stärkere Wirkung und können leicht toxisch sein. Sie sind mit gegebener Vorsicht anzuwenden und kommen nur bei bestimmten Krankheiten zum Einsatz. Die dritte und letzte Klasse faßt die untergeordneten, als „Adjudanten“ bezeichneten Arzneimittel zusammen. Ihre Wirkung ist stark, und die Toxizität hoch. Heilwirkung und Giftigkeit liegen so dicht beieinander, daß sie nur kurzfristig bei wenigen, schwerwiegenden Erkrankungen eingesetzt werden. Sie gelangen in der Regel erst dann zur Anwendung, wenn alle anderen Methoden versagt haben.
Da ein chinesischer Arzt stets dem Prinzip verpflichtet war, „dem Körper keinen Schaden zuzufügen“, hatten für ihn auch stets die „unschädlichen“ und schwächer wirkenden Heilmittel den absoluten Vorrang. Ganz im Gegensatz hierzu steht die Auffassung vom Gebrauch der Heilmittel in der westlichen Welt. Hier gilt ganz allgemein, daß ein Arzneimittel um so besser ist, je stärker es wirkt. Die Gefahr von Nebenwirkungen wird dabei häufig verdrängt und fast wie selbstverständlich in Kauf genommen. Denn mit der starken Wirkung verbindet sich in aller Regel auch die Vorstellung einer schnellen Beseitigung oder zumindest günstigen Beeinflussung der Krankheit. Begriffe wie Harmonisierung, Einstimmung und Gleichgewicht im Zusammenhang mit Krankheit und Gesundheit sind unserer Schulmedizin deshalb weitgehend fremd.

Ginseng früher und heute in Asien

Schon das alte „Shen Nung Pen-tsao ching“ beschreibt die Wirkung des Ginseng als tonisierend im Sinne von stärkend auf die fünf sog. Vollorgane Leber, Herz, Lunge, Milz und Niere. Unter anderem werden Wirkungen aufgeführt wie beruhigend, die Angst vertreibend, die Seele öffnend, den Geist klärend sowie auf lange Sicht den ganzen Körper kräftigend und das Leben verlängernd. Offensichtlich war schon vor 2000 Jahren hinreichend bekannt, daß sich die schützende, regenerierende oder heilende Wirkung des Ginseng nicht auf ein bestimmtes Organ beschränkt, sondern auf den ganzen Körper erstreckt. Dieses grundlegende Wissen wurde in den folgenden Jahrhunderten durch immer weitergehende Erfahrungen ergänzt. So schreibt z. B. Tao Hung-jing, ein Medizinkundiger des sechsten Jahrhunderts, Ginseng würde die Blutgefäße durchgängiger machen, Vergeßlichkeit mildern, Durstgefühle stoppen, plötzliches Erbrechen heilen und Spannungen im Bereich des Herzens und des Bauches lösen.

Das 1578 von Li Shi-shen, einem berühmten Arzt und Pharmakologen, veröffentlichte Arzneibuch „Pen-tsao kang-mu“, enthält eine Vielzahl genauer Rezepte zur Anwendung von Ginseng. Als alleiniges Mittel wurde er vor allem zur Revitalisierung von Patienten mit schwacher Konstitution bzw. in der Rekonvaleszenz eingesetzt. Äußerlich verwendete man ihn bei Verletzungen verschiedenster Art, selbst bei Skorpion-, Bienen- und Wespenstichen. In den meisten Fällen wurde Ginseng jedoch zusammen mit anderen, in der Regel pflanzlichen Mitteln verabreicht, so z. B. bei Störungen und Erkrankungen des Magen-Darm-Traktes und der Leber, bei Husten, Asthma und anderen Erkrankungen der Atemwege, bei inneren Blutungen, Schlafstörungen, rheumatischen Schmerzen und nicht zuletzt auch bei

Schwangerschaftsbeschwerden. Viele dieser Rezepte werden in ähnlicher oder gleicher Zusammenstellung in der traditionellen Volksmedizin noch heute verwendet. Ein solches, wahrscheinlich schon uraltes Hausrezept besteht z. B. darin, daß Personen, die sich in der Rekonvaleszenz befinden, eine Hühnerbrühe zu sich nehmen, die den Absud einer Ginseng-Wurzel enthält.
Ginseng dürfte bis heute im ostasiatischen Raum die am häufigsten verwendete Heilpflanze sein. Und es ist keinesfalls verwunderlich, daß auch im modernen medizinischen Schrifttum Chinas oder Koreas Ginseng als wirksames Therapeutikum beschrieben wird. Die Indikationen Streß, Erschöpfung, Depressionen, Herzschwäche, Bluthochdruck, Anämie, Arteriosklerose und Diabetes geben als Auswahl nur ein unvollständiges Bild davon wieder, bei welchen Beschwerden Ginseng dort zum Einsatz kommen kann.

Ablehnung und Zustimmung in der westlichen Welt

Diese Fülle der Anwendungsmöglichkeiten, die nach asiatischer Denkart selbstverständlich ist, war es, die im 17. Jahrhundert, als Ginseng zum ersten Mal nach Europa gelangte, hier gleichermaßen Interesse wie Unverständnis hervorrief. Einerseits stand man am Beginn einer neuen Epoche, der Aufklärung, andererseits waren Geister- und Wunderglauben noch weit verbreitet. Einerseits ließen sich mit dem Ginseng sichtbar gute Wirkungen erzielen, andererseits gab es für deren häufig zu beobachtende Gegensätzlichkeit keine Erklärung. Denn das, was wir heute moderne Wissenschaft nennen, lag noch in tiefem Schlummer.
Vor diesem Hintergrund wird auch verständlich, warum der Ginseng seinerzeit den Namen *Panax ginseng* erhielt. Der Begriff „Panax“ geht auf das lateinische Wort „panacea“

zurück, was soviel wie Allheilmittel bedeutet. Damit wird auch die damals bestehende Hilflosigkeit deutlich, den Ginseng medizinisch richtig einordnen zu können. Möglicherweise ist auch hierin einer der Gründe dafür zu suchen, daß es bis heute im Grunde zwei Lager gibt, die sich fast unversöhnlich gegenüberstehen. Das eine besteht aus Menschen, die in der Regel aufgrund eigener Erfahrung von der Wirkung des Ginseng überzeugt sind. Im anderen Lager sammeln sich die Gegner, die den Ginseng kompromißlos ablehnen und seine Wirkung in den Bereich des Imaginären verweisen. Tatsache ist, daß es bisher keinem der Lager so richtig gelungen war, die Richtigkeit der jeweiligen Behauptungen unter Beweis stellen zu können.

Auf dem Weg zu einem neuen Verständnis

Bei allen Vorbehalten, die dem Ginseng gegenüber bestanden und bestehen, hat man inzwischen doch begonnen, sich dieser Heilpflanze rational und mit wissenschaftlichen Methoden zu nähern. Wirkungen werden hinterfragt und die Mechanismen, die zu diesen Effekten führen, mit modernsten biochemischen, pharmakologischen und klinischen Methoden erforscht. Manche Fakten, die bisher unbekannt waren, konnten bestimmt und gemessen werden. Eine Vielzahl von Untersuchungsergebnissen liegt vor, und der Umfang der Forschungen weitet sich weltweit ständig aus. Selbstverständlich sind noch viele Fragen offen. Das angesammelte Wissen reicht jedoch inzwischen aus, Ginseng einer etwas nüchterneren Beurteilung zu unterziehen.

Teil 2

Die Pflanze
Der Weg der Wurzel nach Europa
Wie Ginseng angebaut und verarbeitet wird

Das Versteckspiel

Der Ginseng hat es den Menschen nie leicht gemacht, sich ihm zu nähern. Dies trifft nicht nur auf das Verstehen seiner Wirkungseigenschaften zu. Allein die Suche nach der Pflanze war, ehe sie kultiviert wurde, eine beschwerliche, zeitraubende und nicht selten auch lebensgefährliche Angelegenheit. Der Ginseng zog es nämlich vor, sich in den nahezu unzugänglichen Bergregionen Ostasiens zu verstecken. Die Wurzeln brachten jedoch reichen Gewinn, so daß sich die Mühe mehr als lohnte, und die Sammler hüteten ihre Fundstellen wie Staatsgeheimnisse. Nur nützte ihnen das oft nicht viel, denn häufig wurden sie auf dem Rückweg von Räubern überfallen, die angesichts der lockenden Beute wenig zimperlich mit ihnen umsprangen.

Weil die recht unscheinbaren Ginseng-Pflanzen sich in den Unterwuchs der dichten Bergwälder mischten, waren sie nicht einfach zu finden. Man hatte aber schon sehr früh beobachtet, daß sie sich offensichtlich unter bestimmten Bäumen besonders wohl fühlten. Und da sie unter dem Tuan-Baum, der unserer Linde ähnlich sieht, am häufigsten vorkamen, wurde dieser schon bald zum wichtigsten Leitbaum bei der Ginseng-Suche. Die Blätter des Baumes spendeten den nötigen Schatten, den die sonnenempfindliche Ginseng-Pflanze zum Gedeihen, also zur guten Ausbildung der begehrten Wurzel unbedingt brauchte.

Die Schwierigkeit bei der Suche nach dieser Wurzel wiederum bestand darin, daß die Pflanze für einen Teil des Jahres oberirdisch nicht in Erscheinung tritt. Denn wenn das Kraut im Herbst trocken geworden ist und verrottet, läßt sich auch der Standort der Wurzel nicht mehr bestimmen. Der Wurzelhals liegt dann unsichtbar, einige Zentimeter tief unter der Erde verborgen. Dieser jahreszeitlich bedingte Vorgang, der einem Rückzug in den

Winterschlaf ähnelt, hat dem Ginseng in seiner ostasiatischen Heimat deshalb auch den Beinamen „die Wurzel, die sich vor dem Menschen versteckt", eingetragen. Am Wurzelhals selbst, dort, wo das Kraut abgeworfen wird, entsteht Jahr für Jahr eine ringförmige Narbe. Und wer sich ein wenig auskennt, kann an diesen Ringen recht genau das Alter einer Ginseng-Wurzel bestimmen.
Erst im Frühjahr treibt die Wurzel wieder aus und bildet mit zunehmendem Alter bis zu sechs Sprosse, die im allgemeinen nicht mehr als 60 Zentimeter hoch werden. An ihren Enden befinden sich je fünf Einzelblätter, die wie Finger um den Handteller angeordnet sind. Die drei mittleren Blätter sind jedoch deutlich größer als die beiden äußeren, die dem Daumen bzw. dem kleinen Finger entsprächen.
Eine Ginseng-Pflanze muß mindestens drei Jahre alt werden, bevor sie zum ersten Mal blüht. Dann umfaßt der doldenartige Blütenstand 10–12 einzelne, grünlichweiße Blüten, von denen jede nur wenige Millimeter groß ist. Bei älteren Planzen können es bis zu 50 Blüten sein. Bis etwa Mitte Juli entwickeln sich kleine, beerenartige Früchte, die sich später leuchtend rot färben.

Ein Russe macht sich zum Paten

Der echte Ginseng heißt mit vollem botanischen Namen *Panax ginseng C.A.Meyer.* Er gehört zur Familie der Araliengewächse (*Araliaceae*), die vornehmlich in subtropischen und tropischen Regionen gedeihen. Nur ein einziger, zudem noch weit entfernter Verwandter kommt auch in unseren Breiten vor. Es ist dies der Efeu (*Hedera helix*), der jedoch keine der typischen Heilwirkungen besitzt, die den Ginseng auszeichnen.
Die Bezeichnung „Ginseng" hat ihren Ursprung in der Form der Wurzel, die seit frühesten Zeiten als „menschen-

ähnlich“ beschrieben wird. Es ist eine moderne phonetische Angleichung alter chinesischer Begriffe, die in etwa jen = Mensch und shen = ähnlich sein bedeutet. Mit einiger Phantasie kann man dem, zumindest bei der Betrachtung älterer Exemplare, zustimmen. Der Begriff „Panax“ (panacea) kommt, wie bereits erwähnt, aus dem Lateinischen und bedeutet Allheilmittel. Damit kam bei der Namensgebung nach europäischem Muster genau die Vorstellung zum Ausdruck, die man sich seinerzeit von der Wirkung des Ginseng machte.

Die Benennung wurde von dem deutschen Botaniker Christian Gottfried Nees von Esenbeck vorgenommen, der in seinem 1833 erschienenen Buch „Icones Plantarum Medicinalium“ die erste wissenschaftlich fundierte Beschreibung der Pflanze abgab. Wie es nicht unüblich war, brachte er dabei auch seinen eigenen Namen mit ein: *„Panax schinseng var. coraiensis Nees“*. Interessant ist, daß er sich bereits auf den koreanischen Ginseng bezog.

Im Jahre 1843, also genau zehn Jahre später, wurde eine weitere Ginseng-Beschreibung veröffentlicht, und zwar im Bulletin der Kaiserlichen Akademie für Physik und Mathematik von St. Petersburg. Diesmal war der Autor ein gewisser Carl Anton Meyer, seineszeichens Direktor der dortigen Botanischen Gärten des russischen Zaren. Auch er benutzte den eigenen Namen, um seinen Anspruch auf die ordentliche Erstbenennung zu bekräftigen. Ob er sich damit nur in den Vordergrund spielen wollte oder ob ihm die Esenbeck'sche Publikation wirklich noch nicht zugänglich war, läßt sich nicht mehr ergründen. Fest steht nur, daß er zu dieser Zeit schon mehr als einmal auf Forschungsreise in Asien gewesen war. Jedenfalls wurde seine Benennung mit *„Panax ginseng C.A. Meyer“* schon sehr bald international gebräuchlich und ist es bis heute auch geblieben.

Die verschiedenen Ginseng-Arten

Wenn in diesem Buch von Ginseng gesprochen wird, ist, wo nicht anders vermerkt, prinzipiell der „koreanische Ginseng“ (*Panax ginseng C.A. Meyer*) gemeint. Er wird nicht nur deshalb als „echter Ginseng“ bezeichnet, weil Korea seine Heimat ist, sondern auch, weil er medizinisch gesehen unter allen Ginseng-Arten mit Abstand der wertvollste zu sein scheint. Die folgende Aufstellung soll einen kleinen Überblick darüber geben, welche Ginseng-Arten wo vorkommen und angebaut werden und wie diese zu bewerten sind.

Korea
Panax ginseng C.A. Meyer
In Korea wuchs der echte Ginseng in früheren Zeiten wild, wird dort aber wahrscheinlich schon seit mindestens tausend Jahren auch kultiviert. Heute sind die in unzähligen Plantagen sorgsam gezogenen Wurzeln und ihre Produkte wertvolle Exportartikel. Im Land soll es, obwohl der wilde Ginseng praktisch ausgerottet ist, noch immer eine Handvoll gewerbsmäßiger Sammler geben, die im Sommer und Herbst auf geheimen Wegen monatelang die Bergwälder durchstreifen.

China
Panax ginseng C.A. Meyer
Der erste Ginseng kam aus Korea nach China. Aber schon sehr früh sorgten die chinesischen Kaiser dafür, daß er im eigenen Land kultiviert wurde. Heute produzieren ausgedehnte Farmen für den Export. Wildwachsender Ginseng wird gelegentlich noch in der Mandschurei gefunden, die früher zu einem der drei Königreiche Koreas gehörte.

Panax pseudoginseng var. notoginseng
Dieser Verwandte hat eine kürzere Wurzel, die außerdem

von rötlichgelber Farbe ist. Er wächst in verschiedenen Gebirgsgegenden Chinas wild und liefert den sog. „Sanch'i-Ginseng". Obwohl dessen Wert den des echten koreanischen Ginseng kaum erreichen dürfte, ist er hochgeschätzt.
Von Pseudoginseng gibt es noch zwei Unterarten (*Panax pseudoginseng subsp. himalaicus* und *Panax bipinnatifidus*), die im westlichen China und im Massiv des Himalaya wild wachsen. Sie wurden auch früher schon von der einheimischen Bevölkerung als Heilpflanzen verwendet, hatten jedoch nie die gleiche Bedeutung wie der echte Ginseng aus Korea.

Japan

Panax pseudoginseng subsp. japonicus

Die hier beheimatete Art kam schon früh in der Volksmedizin zum Einsatz. Die Wirkung wird allerdings als relativ schwach eingestuft, und der Umfang der Anwendungsmöglichkeiten ist eher begrenzt zu nennen. Trotzdem wird er nach China exportiert. Aus Japan stammt auch ein Teil des Pflanzgutes, mit dem in China viele der heute bewirtschafteten Pseudoginseng-Felder angelegt wurden.

Panax ginseng C. A. Meyer

Nachdem man in Japan erkannt hatte, daß es keinen wildwachsenden echten Ginseng im Land gab, versuchte man dessen Kultivierung mit eingeschmuggelten Samen aus Korea. Bis heute scheint es jedoch noch nicht gelungen zu sein, *Panax ginseng C.A. Meyer* in der erhofften Qualität zu produzieren.

Amerika

***Panax quinquefolius*, der sog. „Amerikanische Ginseng"**

Er scheint dem echten, koreanischen Ginseng noch am nächsten zu kommen, ohne jedoch dessen medizinische

Eigenschaften in gleichem Umfang aufzuweisen. Seine Heimat sind die südlichen Provinzen Kanadas und die mittleren Staaten der USA. Hier wurde er in den vergangenen zwei Jahrhunderten zuerst wild gesammelt, dann aber auch angebaut. Viele Indianerstämme verwendeten ihn früher in begrenztem Umfang zu Heilzwecken.
Aus den USA wird *Panax quinquefolius* noch heute exportiert, vor allem nach Asien, wo er allerdings nur Preise erzielt, die deutlich unter denen liegen, die für den echten, koreanischen Ginseng bezahlt werden.

Sowjetunion
Panax ginseng C.A. Meyer
Wildwachsend gab es den echten Ginseng in der Sowjetunion fast ausschließlich in der Region entlang des Ussuri-Flusses. Um 1900 wurden hier die ersten Ginseng-Felder angelegt. Die großen Plantagen, die nach dem 2. Weltkrieg auch im Süden Sibiriens entstanden, wurden mit Samen bestückt, die aus Korea stammten. Es ist nicht auszuschließen, daß die Sowjets im Verlauf des Korea-Krieges große Mengen an Samen und Wurzeln beiderseits der heutigen Demarkationslinie einfach requirierten. Versuche, Ginseng später auch im Nordkaukasus und sogar in Bulgarien anzupflanzen, waren dank besonderer Kultivierungsmethoden zumindest teilweise erfolgreich. Die Sowjetunion verbraucht ihre Ginseng-Produktion praktisch vollständig selbst zu medizinischen und wissenschaftlichen Zwecken. Überhaupt gehörten die Sowjets mit zu den ersten, die versuchten, den Geheimnissen des Ginseng mit wissenschaftlichen Methoden auf die Spur zu kommen.

Eleutherococcus senticosus,
der sog. „Sibirische Ginseng“
Diese Pflanze gehört ebenfalls zur großen Familie der Araliengewächse, kann im engeren Sinne allerdings nicht

als Ginseng bezeichnet werden. Sie ist insofern interessant, als sie dem Ginseng äußerlich überhaupt nicht gleicht, aber hinsichtlich der Wirkungseigenschaften eine gewisse Ähnlichkeit aufweist. Es handelt sich um einen dornigen Strauch, der in riesigen Waldgebieten Süd- und Südost-Sibiriens wild wächst.
Dieser Eleutherococcus-Strauch wurde erst in der zweiten Hälfte unseres Jahrhunderts entdeckt, als man auf der Suche nach einem Ginseng-Ersatz war. Wie es scheint, war er bis dahin als Heilpflanze völlig unbekannt gewesen. Untersuchungen haben jedoch gezeigt, daß sowohl die Wurzel als auch die Blätter Wirkstoffe enthalten, die sich im medizinischen Sinn stärkend auf Gesundheit und Leistung auswirken.
Daß in diesem Zusammenhang immer wieder die irreführende Bezeichnung „Sibirischer Ginseng" auftaucht, hat möglicherweise auch damit zu tun, daß man sich durch eine solche Namensangleichung bessere Export- bzw. Absatzchancen verspricht.

Der lange Weg von Asien in die westliche Welt

Wo immer auf der Welt Ginseng wuchs, wurde er seit frühesten Zeiten als Heilpflanze erkannt und zu medizinischen Zwecken verwendet. Zentrum der Beschäftigung mit dem Ginseng, seiner Verwendung, Kultivierung und Verarbeitung sowie des Handels war jedoch stets der ostasiatische Raum mit China und Korea an der Spitze.
Die westliche Welt begann erst relativ spät, sich mit dem Ginseng zu beschäftigen. Zwar drangen schon im Mittelalter erste Nachrichten von einer geheimnisvollen, lebensverlängernden Wurzel nach Europa, aber detaillierte Informationen erreichten das Abendland erst Ende des 17. und Anfang des 18. Jahrhunderts. Fortan wurde

das Verhältnis zu dieser Heilpflanze nicht etwa von dem Verständnis und der Einsicht in die asiatische Heilkunst und den damit bereits vorgegebenen medizinischen Möglichkeiten, die in der Wurzel steckten, bestimmt. Die europäischen Benutzer waren vielmehr im naiven Glauben an die allumfassende Wirkung gefangen, eine Haltung, die von den Händlern in ihrer Gier nach schnellem Reichtum hemmungslos ausgenutzt wurde.
Daß der Ruf des Ginseng hierdurch erheblichen Schaden nahm, kann nicht verwundern. Später wurde er teilweise sogar geächtet und aus vielen Arzneibüchern verbannt. Vielleicht ist das ein Teil der Antwort auf die Frage, warum sich die moderne Wissenschaft fast bis ins letzte Quartal des 20. Jahrhunderts Zeit ließ, mit ihren hochmodernen Methoden den Ginseng auf seine chemischen, pharmakologischen und medizinischen Eigenschaften hin zu untersuchen. Doch bevor wir uns den so gewonnenen Erkenntnissen zuwenden, vorerst noch einmal zurück zu den Zeiten, da zum ersten Mal geheimnisvolle Kunde aus dem fernen Osten kam.

Araber, Seefahrer, Missionare und Jesuiten

Von Ibn Cordoba, einem der berühmtesten Seefahrer der arabischen Welt, weiß man, daß er bereits im 9. Jahrhundert Ginseng-Wurzeln aus China mit nach Hause brachte. Man kann also davon ausgehen, daß die arabischen Ärzte sowohl im Orient als auch im maurisch beherrschten Spanien gute Kenntnisse von der Wirkung des Ginseng hatten.
Auch Marco Polo, der im 13. Jahrhundert viele Jahre in China weilte, berichtete bei seiner Heimkehr nach Venedig von der heilbringenden Wurzel. Ins nördliche Europa, und zwar nach Amsterdam, gelangten Ginseng-Wurzeln wahrscheinlich zum ersten Mal 1610 durch hol-

ländische Seefahrer. Holländer waren es auch, die 1653 mit ihrem Schiff an der koreanischen Küste strandeten und dort 13 Jahre lang festgehalten wurden, bis sie endlich fliehen konnten. Der Schiffsoffizier Hendrick Hamel beschreibt diese Zeit in einem 1666 verfaßten Bericht und vergißt dabei auch nicht, die Wurzel zu erwähnen, die so menschenähnlich aussieht und von den Koreanern so sehr verehrt wird. Sechs französische Missionare, die dem König von Siam fortschrittliches westliches Wissen zu vermitteln suchten, gehen in ihrer Niederschrift von 1685 ebenfalls auf den Ginseng ein, den sie als sehr wertvoll bezeichnen.
Die erste Beschreibung jedoch, die dazu führte, daß Ginseng nicht nur bei Medizinern sondern auch in den höheren Schichten der Bevölkerung bekannt wurde, war in einem Brief enthalten, den der Jesuiten-Pater Pierre Jartoux am 12. April 1711 verfaßte. Er befand sich zu jener Zeit in Peking am Hof des Kaisers von China, der ihn gebeten hatte, in seinem riesigen Reich kartographische Vermessungen vorzunehmen. Der Brief war adressiert an die Royal Society of London und enthielt detaillierte Beobachtungen über die Pflanze selbst, ihre Wirkungseigenschaften sowie Angaben darüber, wann und wie man im Reich der Mitte Ginseng anzuwenden pflegte. Pater Jartoux sparte auch nicht mit Lob über die am eigenen Körper verspürte ausgezeichnete Wirkung.
Es dauerte nicht lange, bis die Neuigkeiten auch nach Versailles gelangten, wo Ludwig XIV., der Sonnenkönig, gerade seine letzten Regierungs- und Lebensjahre hinter sich brachte. Da er sich von allem, was um ihn herum vorging, längst gelangweilt fühlte, war er auch hieran nicht sonderlich interessiert. Genauso verhielt er sich auch, als ihm nur wenig später von einer Delegation des Kaisers von Siam mehrere Ginseng-Wurzeln zum Geschenk gemacht wurden. Um so mehr Interesse fanden beide Ereignisse beim adeligen Hofstaat, der sich,

allein schon der willkommenen Abwechslung wegen, gierig auf die Wurzeln stürzte.
Erst gut 20 Jahre später waren aus dem fernen Asien wieder neue, authentische Nachrichten über den Ginseng verfügbar. Sie stammten von Pater J.B. du Halde, ebenfalls Jesuit, der sich in seinem 1735 erschienenen Buch „Geographische Beschreibung des Kaiserreiches von China“ sehr intensiv damit befaßte. Auch er war, wie vor ihm Pater Jartoux, im Auftrag des Kaisers von China zu Vermessungszwecken ins Reich der Mitte gekommen und hatte bei dieser Arbeit gute Einblicke in die medizinische Versorgung der dort lebenden Menschen gewinnen können. Du Halde beschrieb dann auch nicht nur detailliert viele Ginseng-Rezepte, sondern ebenso die Indikationen, bei denen Ginseng eingesetzt wurde, wie z.B. Schwindsucht, Durchfall, Nieren- und Blasenleiden, Gicht, Rheuma, Lepra, Nasenbluten, Völlerei, Melancholie und viele mehr.
Während der asiatische Ginseng nun zunehmend Einzug in die europäischen Apotheken hielt, waren auf einem anderen Kontinent Entwicklungen in Gang gekommen, die der bekannten rücksichtslosen Ausbeutung des Bodens während der berühmt-berüchtigten Goldrausch-Zeiten durchaus ähnlich waren.

Indianer, Trapper, Farmer und schon wieder ein Pater

Auch die Indianer des amerikanischen Kontinents wußten um eine Pflanze, deren Wurzel bestimmte heilende und stärkende Kräfte besaß. Sie war fast allen Stämmen bekannt, die in den heutigen Provinzen Kanadas Ontario und Quebec sowie den nördlichen Staaten der USA von Maine bis Minnesota und die Appalachen hinunter bis Carolina und sogar Georgia lebten.

Bei dieser Pflanze handelte es sich um nichts anderes als um *Panax quinquefolius*, der amerikanischen Ginseng-Art, die hier heimisch war. Soweit man heute noch davon weiß, wurden ihr in den Dialekten der verschiedenen Indianer-Stämme zum Teil ebenfalls Namen gegeben, die sich auf die Ähnlichkeit der Wurzel mit der menschlichen Gestalt bezogen. Die Ojibwa-Indianer z.B. nannten sie „Shte-na-bi-o-dzhi-bik“, was so viel wie Mannwurzel bedeutet, der Menomini-Stamm benutzte den Namen „matcetasa“, was kleiner Indianer bedeutet. Natürlich gab es auch andere Bezeichnungen wie „wenani“, weil sich die Fox- oder Mesquaki-Indianer durch die Wurzel an die Wade eines Beines erinnert fühlten. Die Cherokesen dagegen nannten den Ginseng „atali-kuli“, was bedeutet, daß er die Berge hinaufklettert, ein eindeutiger Hinweis auf den bevorzugten Standort.
Verwendet wurde der in Nordamerika heimische Ginseng sowohl als Tonikum zur Kräftigung von Körper und Geist als auch zur Behandlung von Beschwerden und Krankheiten, wie z.B. Kopfschmerzen, Schmerzen aller Art, auch im internistischen Bereich, Muskelkrämpfen, Magenverstimmungen, Menstruationsbeschwerden, Augen- und Ohrenleiden, Kurzatmigkeit, Mandelentzündung sowie zum Schwitzen, Fiebersenken und zur Blutstillung von Wunden. Dabei setzten die einzelnen Stämme durchaus unterschiedliche Schwerpunkte. In keinem Fall aber hatte der Ginseng hier die gleiche Bedeutung, wie das seit Jahrtausenden in Asien der Fall war. Der amerikanische Ginseng war eine Heilpflanze unter vielen, die man jedoch gezielt einzusetzen verstand.
Das war in etwa der Stand der Dinge, wie er sich zu Beginn des 18. Jahrhunderts auf dem nordamerikanischen Kontinent darstellte. Zu dieser Zeit hatte weder der amerikanische Unabhängigkeitskrieg stattgefunden noch der englisch-französische Krieg, in dessen Verlauf später die Grenze zum heutigen Kanada endgültig fest-

gelegt wurde. Die eingewanderten Siedler hatten jedoch längst die hier lebenden Indianer mehr und mehr zurückgedrängt und weite Teile des Landes unter den Pflug genommen. Trapper durchstreiften die riesigen Wälder, ohne sich um die angestammten Jagdgebiete der Indianer zu kümmern, denen wiederum Missionare die Botschaft der christlichen Nächstenliebe näherzubringen versuchten.

Einer dieser Gottesmänner, die im kanadischen Teil des Kontinents bei den Irokesen missionierten, war Pater Joseph Lafiteau. Seineszeichens ebenfalls französischer Jesuit wie Pater Jartoux, war ihm dessen Brief aus China mit der Beschreibung des dort hochverehrten Ginseng nicht lange verborgen geblieben. Von einer Passage des Berichtes war Lafiteau besonders angetan. In ihr hatte Jartoux die Vermutung geäußert, daß Ginseng aufgrund der geographischen und klimatischen Bedingungen möglicherweise auch in Kanada zu finden sein könne. Er machte sich sofort auf die Suche, brauchte allerdings viele Monate, bis er die ersten Pflanzen fand. Indianer bestätigten ihm, daß sie ebendiese Wurzeln seit jeher zur Behandlung verschiedener Krankheiten verwendeten. Daraufhin sammelte Lafiteau mehr davon und schickte einige Exemplare nach Frankreich, wo sie von Botanikern als *Panax quinquefolius* identifiziert wurden.

Der Ruhm, den sich Lafiteau für seine Mühen erhofft hatte, wurde ihm allerdings nicht zuteil, wohl auch deshalb, weil sich die Wissenschaftler mit viel Wenn und Aber an die Bestimmung gemacht hatten und viel Zeit verging, ehe sie zur endgültigen Beurteilung kamen. Inzwischen hatten längst auch gewitzte Geschäftemacher in den Startlöchern gelauert, um sich die Chance, schnell gute Gewinne machen zu können, nicht entgehen zu lassen. Denn es war kein Geheimnis, daß die Menge an echtem Ginseng, die aus Asien geliefert wurde, die große Nachfrage in Europa bei weitem nicht befriedigen konnte.

Die unmittelbare Folge, vorerst mehr für die südlichen kanadischen Provinzen als für die nördlichen amerikanischen Staaten war, daß innerhalb kürzester Zeit ein regelrechter Ginseng-Rausch einsetzte. Farmer ließen ihre Felder im Stich, um in den Gebirgswäldern nach Ginseng zu suchen, Trapper handelten fortan nicht mehr nur mit Pelzen, sondern auch mit den heiß begehrten Wurzeln, und die Indianer hatten, gegen einen lächerlich geringen Lohn, allen Ginseng herbeizuschleppen, den sie finden konnten. Den großen Profit allerdings machten europäische Handelshäuser, die über ihre Kontore an der amerikanischen Ostküste die kostbare Fracht tonnenweise und fast wie Monopolisten nach Europa verschiffen konnten.
Neben anderen Fremden kamen sehr bald auch Chinesen ins Land, und bereits 1715 war, man glaubt es kaum, ein Ginseng-Export vom amerikanischen Kontinent nach China in vollem Gang. Dort bekam man zwar sehr schnell heraus, daß dieser Ginseng nicht die gleichen Wirkungsqualitäten aufwies wie der echte koreanische, gleichwohl war er, wegen des geringeren Preises, sehr begehrt.

Ein gewisser Mister Boone

Um 1720 wurde die erste kanadische Handelsgesellschaft gegründet, deren einziger Zweck das Sammeln und Verschiffen von Ginseng war. In den darauffolgenden Jahren wurden aus Kanada insgesamt so viele Wurzeln exportiert, daß der Ginseng nach den Pelzen zum zweitwichtigsten Handelsprodukt aufstieg. Dieser Boom dauerte jedoch nicht allzu lange. Der wesentliche Grund dafür war, daß die Gier nach immer mehr Reichtum die Wälder leerfegte. Das Ende war in den ausgehenden 50er Jahren, Anfang der 60er bereits abzusehen. Hinzu kam, daß die Chinesen schon 1754 einige Schiffsladungen mit Ginseng

beanstandet hatten. Sie hatten nämlich festgestellt, daß die Wurzeln nicht mit der notwendigen Sorgfalt getrocknet worden und damit eines weiteren Teils ihrer sowieso schon geringeren Wirkungskraft verlustig gegangen waren.
Mit dem sich nun rasch vollziehenden Niedergang des Ginseng-Handels in Kanada rückten ebenso schnell die nordöstlichen Staaten Nordamerikas in den Mittelpunkt des Interesses. Dabei spielte ein Trapper namens Daniel Boone, der übrigens dem berühmten amerikanischen Schriftsteller James Fenimore Cooper später als Vorbild für dessen „Lederstrumpf“ dienen sollte, eine nicht unwesentliche Rolle. War Boone anfänglich selbst losgezogen, um nach Ginseng zu suchen, kaufte er später mit dem so verdienten Geld von den weißen Siedlern immer größere Mengen auf. Diese transportierte er, weil das große Ladungen erlaubte, vornehmlich in Flachbooten den Ohio hinunter. Hierbei passierte es dann auch, daß 1778 eines der Schiffe kenterte und mit ihm die gesamte Fracht von knapp 15 Tonnen Ginseng verloren ging. Boone ließ sich davon jedoch nicht entmutigen. Wie berichtet wird, hatte er bereits im darauffolgenden Jahr wieder fünfzehn neue Schiffsladungen beisammen.

Der amerikanische Ginseng-Export

Das Beispiel Daniel Boone zeigt, daß es neben den großen Handelshäusern durchaus auch Einzelpersonen gab, die gewitzt und vor allem rücksichtslos genug waren, im Ginseng-Geschäft mithalten und einen guten Schnitt machen zu können. Wie überall jedoch erhielten die eigentlichen Sammler, die sich in Nordamerika hauptsächlich aus weißen Siedlern zusammensetzten, den geringsten Lohn. Trotzdem verdienten auch sie nicht schlecht am neuerlichen Ginseng-Boom. Denn immerhin bildete das Geld, das sie machten, für viele von ihnen in den Jahren mit schlechter Ernte oder unsicherer Wirtschaftslage den Grundstock zum Überleben. Vor allem hatten sie aus dem kanadischen Disaster ihre Lehren gezogen und von Anfang an dafür gesorgt, daß die Wälder nicht völlig leergeplündert wurden. Wenn die sog. „Seng Digger", die Ginseng-Gräber loszogen, taten sie das hauptsächlich im frühen Herbst, wenn die Pflanzen ihre roten Samen trugen. Diese wurden dann in der Nähe der Fundstelle in den Boden gesteckt und somit eine neue, zukünftige Ernte vorbereitet.

Die schier endlosen Regionen, in denen die Wurzeln gefunden wurden, und die zumeist sorgsame Art und Weise des Sammelns bescherten Nordamerika ein über 100 Jahre prosperierendes Ginseng-Geschäft. So machten die Amerikaner z. B. um die Mitte des letzten Jahrhunderts in Europa dem asiatischen Ginseng, der wie überall auch hier deutlich teurer war, beachtliche Konkurrenz. 1862 erreichte der amerikanische Ginseng-Export seinen absoluten Höhepunkt. In diesem Jahr waren es genau 622761 Pfund getrockneter Wurzeln, die den neuen Kontinent verließen. Danach gingen die Sammelerträge beständig zurück, und gegen Ende des Jahrhunderts war wildwachsender Ginseng dann, obwohl die Regierung einige Versuche unternahm, die Restbestände zu schützen, ausgesprochen selten geworden.

Dies vorausahnend hatten einige Farmer in der Zwischenzeit damit begonnen, sich mit dem Anbau von Ginseng zu befassen. Den Anfang machte 1886 George Stantons mit seiner „Chinese Ginseng Farm". Andere folgten und etliche schafften es tatsächlich, ihre Kulturen von der Aussaat der Samen bis zur Erntereife der Wurzeln durchzubringen. Erstaunlicherweise war die Qualität recht gut. Aber die Mühen waren groß, und die Pflanzen waren sehr anfällig gegen Schädlinge, so daß der Ginseng sich nicht mehr zu einem nennenswerten Wirtschaftsfaktor entwickeln konnte. 1910 vernichteten Schädlinge fast die gesamte amerikanische Ernte. Von den Ginseng-Farmern, die von der Pleite verschont geblieben waren, mußten weitere im Verlauf des ersten Weltkrieges und dann vor allem in Folge der Depression Ende der 20er und Anfang der 30er Jahre unseres Jahrhunderts aufgeben. Die Menge, die 1935 von den USA ins Ausland verkauft wurde, war nur noch sehr gering. Deshalb gilt es nicht nur politisch, sondern auch wirtschaftlich gesehen als Kuriosum, daß zwischen 1950 und 1960 Ginseng der einzige Exportartikel war, den die Vereinigten Staaten von Amerika nach China lieferten. Noch heute sind die USA, wenn auch in sehr geringem Maß, ein Exportland für Ginseng.

Ginseng – kriegsgeschädigt

Seit jeher haben Kriege den Handel zwischen den Ländern beeinträchtigt, wenn nicht gar lahmgelegt, auch zwischen solchen, die nicht unmittelbar an den Kampfhandlungen beteiligt waren. Das galt natürlich auch für den Handel mit Ginseng, dessen Anbau oft ebenfalls direkt oder indirekt mit beeinträchtigt wurde. So hatten die exportierenden Länder nicht nur im ersten, sondern mehr noch im zweiten Weltkrieg unter hohen Einbußen zu leiden. Das Ursprungsland des Ginseng jedoch wurde von einer Katastrophe besonderer Art getroffen. Im Koreakrieg, der von 1950 bis 1953 wütete, waren praktisch alle Ginseng-Felder verwüstet und die wertvollen Lagervorräte an Wurzeln und Samen geplündert worden. Wer von den Bauern das Glück hatte, zu überleben, flüchtete und versuchte, sich im Süden zu verstecken. Hier, im freien Teil des Landes, begann auch nach dem Ende des Chaos sehr bald und ganz gezielt wieder die Neuanlage der Ginseng-Felder. Die Regierung gewährte alle Hilfen, die zur damaligen Zeit möglich waren, knüpfte daran allerdings bestimmte Bedingungen, die für alle zukünftigen Ginseng-Produkte eine hohe Qualität garantieren sollten. Daß die staatliche Kontrolle, die heute vom „Office of Monopoly“ wahrgenommen wird, nicht nur eine Entscheidung mit Weitblick, sondern von hohem nationalen Rang war, zeigt die Entwicklung, die sich daraufhin vollzog. Konnten von Kriegsende bis 1966 1160 Hektar kultiviert werden, wuchs 1975, also nur knapp zehn Jahre später, Ginseng in bester Qualität bereits auf 7727 und wiederum fünf Jahre danach, 1980, auf über 10000 Hektar Land.

Der südkoreanische Staat kontrolliert jedoch nicht nur den Anbau des Ginseng, sondern auch dessen sorgfältige Verarbeitung. Er setzt darüber hinaus wesentliche Impulse zur weiteren wissenschaftlichen Erforschung des Ginseng, seiner chemischen, pharmakologischen und medizinischen Eigenschaften. In diesem Zusammenhang spielt das „Korea Ginseng Research Insitute“ eine herausragende Rolle.

Die neuen Felder

Die Ursache für den raschen Aufschwung der Ginseng-Produktion in Korea nach dem Bürgerkrieg der fünfziger Jahre, läßt sich mit dem großen Fleiß der Koreaner allein nicht erklären. Was ebenso zählte war die Erfahrung im Umgang mit dem Ginseng, die in ähnlicher Weise kein anderes Land der Erde aufzuweisen hatte.

Bereits 2000 Jahre zuvor hatte es einen schwunghaften Ginseng-Handel mit China gegeben, damals freilich ausschließlich mit wildwachsenden Wurzeln. Aber schon zu jener Zeit stieg die Nachfrage ständig an, so daß man in den darauffolgenden Jahrhunderten die ersten Versuche unternahm, Ginseng zu kultivieren. Daß man damit

Erfolg hatte, lag inzwischen auch schon ein rundes Jahrtausend zurück, in dessen Verlauf diese Erfahrungen ständig vertieft und erweitert worden waren. Hinzu kamen die sowieso gegebenen Standortvorteile, die man auf außerordentlich geschickte Weise zu nutzen verstand. Denn der echte Ginseng (*Panax ginseng C.A. Meyer*) stellt sowohl an das Klima als auch an den Boden Ansprüche, die lediglich im ostasiatischen Raum und hier nur zwischen dem 30. und 48. Grad nördlicher Breite zu befriedigen sind. Eine Reihe weiterer Voraussetzungen, die gegeben sein müssen, wenn Ginseng auch kultiviert werden soll, engt diese Gebiete noch einmal deutlich ein.
All diese Bedingungen werden in geradezu idealer Weise von den Regionen erfüllt, die zwischen dem 36. und 38. Breitengrad liegen und voll vom südlichen Korea abgedeckt werden. Gepaart mit der Erfahrung und der unendlichen Mühe, mit der die Felder nach wie vor per Hand bearbeitet werden müssen, entstehen hier Wurzeln, an die solche anderer Provenienz in der Tat kaum heranreichen dürften. In den entsprechenden Gebieten werden deshalb heute praktisch alle Flächen, auf denen ein Ginseng-Anbau möglich ist, intensiv dafür genutzt. Damit haben die Felder aber auch eine Ausdehnung erreicht, die weit über das hinausgeht, was in Korea zu diesem Zweck insgesamt jemals zuvor bereitgestanden hatte.

Wie eine Primadonna

Es ist eine altbekannte Tatsache, daß Spitzenleistungen nur dann möglich sind, wenn mehr Zeit und Mühe investiert werden, als es für den Durchschnitt allgemein üblich ist. Das trifft in besonderem Maße auch auf den Ginseng zu, der schon ideale Bedingungen braucht, um

überhaupt keimen zu können. Außerdem läßt er sich zu nichts drängen, sondern nimmt sich in jeder Wachstumsphase ausreichend Zeit zur Entwicklung. Zu allem Überfluß stellt er sich dabei noch wie eine Primadonna an und kann, wenn er nicht bekommt, was er fordert, ebenso ausgiebig schmollen. Mangelnde Zuwendung bestraft er sofort und unnachsichtig mit schwachen Leistungen, was schlichtweg Qualitätsverlust bedeutet. Andererseits zeigt er aber auch, wenn alles stimmt und die Aufmerksamkeit der Pflanzer zu keiner Zeit nachläßt, was er kann. Dann entwickelt die Wurzel ihre speziellen Wirkstoffe nicht nur in ausreichender Menge, sondern produziert diese vor allem auch im richtigen Verhältnis zueinander. Das ist für die ausgleichenden und harmonisierenden (adaptogenen) Wirkungseigenschaften, derentwegen sie so geschätzt wird, besonders wichtig.
Ausgesprochen wohl fühlt sich der Ginseng in Höhen zwischen 400 und 700, in Ausnahmefällen auch bis zu 1000 Metern. Hier herrschen die Temperaturen, die er liebt. Im Sommer ist es ein Durchschnittswert von 20–25 Grad, im Winter von 1–14 Grad C. Die idealen Niederschlagsmengen liegen im Sommer bei durchschnittlich 1100–1300, im Winter bei 700–2000 Millimetern. Leichter Schneefall im Winter scheint ihm gut zu bekommen. Sein Standort sollte schattig sein, damit das Kraut vor direkter Sonneneinstrahlung geschützt ist. Die erste Bedingung hierfür wird erfüllt, indem man die Felder, wenn irgend möglich, an Nord- bzw. Nordosthängen mit einem Neigungswinkel von 8–15 Grad anlegt. Trotzdem werden die Beete noch mit lichten Strohmatten vor der Sonne abgeschirmt. Auf ebenem Gelände ist eine entsprechend intensivere Beschattung erforderlich. Außerdem muß der Boden dann eine noch bessere Durchgängigkeit aufweisen, um Staunässe zu vermeiden, die den Wurzeln unmittelbar schaden würde.
Generell versucht man, dem Ginseng Bodenverhältnisse

zu schaffen, die in etwa denen seiner ehemaligen Standorte in den Bergwäldern entsprechen. Dort war der Boden durch die schattenspendenden Baumkronen stets feucht gewesen, ohne jemals wirklich naß zu sein. Gleichzeitig sorgten große Mengen verrottender Blätter für ein gleichbleibend hohes Nährstoffangebot. Wichtig ist, daß die Erde viel Kalium enthält. Die oberen Schichten sollten mehr sandig und humös, die unteren Lagen möglichst lehmig sein. Der ideale pH-Wert, der den Säuregehalt des Bodens angibt, liegt bei etwa 5,5 bis 6,0. Eine chemische Düngung wird in der Regel vermieden. Selbst ein zu starkes Düngen mit natürlichen Mitteln würde sich schon nachteilig auf die Qualität der Wurzeln auswirken.
Wie eine echte Primadonna duldet der Ginseng auch nichts neben sich, was ihm den ersten Rang streitig machen könnte, nicht einmal das kleinste Unkräutchen.
Da erstaunt es nicht, daß auch bei der Urbarmachung von Land für den Ginseng-Anbau besondere Regeln einzuhalten sind. In diesem Fall muß der Boden erst einmal eine mehrjährige Ruhe- bzw. Vorbereitungszeit durchlaufen. Der Ginseng selbst jedoch entzieht dem Boden während seines Wachstums praktisch alle Nährstoffe, so daß nach der Ernte der Wurzeln wiederum mehrere Jahre vergehen müssen, bevor an derselben Stelle erneut Ginseng angebaut werden kann. Früher waren das immerhin 10 bis 15 Jahre, durch Verbesserung der Anbaumethoden kommt man heute jedoch mit etwas kürzeren Zeiten aus.

Emsige Geduld

Ginseng-Anbau ist eine Angelegenheit, die, sieht man einmal von bestimmten Vorgängen bei der Verarbeitung ab, nach wie vor fast ausschließlich aus Handarbeit besteht. Es ist eine endlose Aneinanderreihung ausge-

sprochen mühsamer Verrichtungen, angefangen bei der Vorbereitung und Bearbeitung des Bodens, über die sorgsame Pflege der Setzlinge, bis hin zur Ernte der Wurzeln. Verfolgt man einmal den Gang der notwendigen Arbeiten im Verlauf eines Jahres, werden Art und Umfang der sich ständig wiederholenden Tätigkeiten erst richtig deutlich. Bedenkt man außerdem, daß von der Anlage eines Feldes bis zur ersten Ernte gut und gern zehn Jahre vergehen können, wird verständlich, daß neben dem Fleiß auch die Geduld zu den wichtigsten Eigenschaften eines Ginseng-Farmers gehört.
Ehe eine Ginseng-Pflanze Samen bildet, die man zur Anzucht neuer Setzlinge verwenden kann, dauert es von vornherein schon einmal vier Jahre. Die beerenartigen Samen entwickeln sich, wenn die Pflanzen Mitte Mai geblüht haben, recht schnell und nehmen ab Mitte Juli die typische, leuchtend rote Färbung an. Um diese Zeit werden sie dann, entsprechend dem jeweiligen Reifegrad, in mehreren Durchgängen vorsichtig gepflückt. Dagegen werden bei solchen Pflanzen, die nicht zur Samengewinnung vorgesehen sind, im Frühjahr die Blütenknospen ausgebrochen, um die ganze Kraft des Wachstums ausschließlich den Wurzeln zugute kommen zu lassen.
Nachdem die Samen geerntet sind, werden sie möglichst sofort vom Fruchtfleisch befreit, gewaschen und getrocknet. Direkt ausgesät, würden bis zum Einsetzen der Keimung 18-24 Monate vergehen. Findigen koreanischen Ginseng-Farmern ist es jedoch gelungen, diese Zeitspanne drastisch zu verkürzen. Hierzu werden die Samen, damit ihre überaus harte Schale eher aufbricht, in einem feuchten Sandgemisch gelagert. Auf diese Weise vorgekeimte Samen können dann schon Ende Oktober, Anfang November in Saatbeete ausgebracht werden. Dies geschieht, indem man sie in lochartige Erdmulden legt, die dann mit dem Rechen zugeschoben werden. Die

Erde dieser Beete wurde vorher durch Mulchen mit Laub sowie durch genau dosierte Zugaben von tierischem Dung mit Nährstoffen angereichert. Bereits während des darauffolgenden Sommers entwickelt sich überirdisch ein kurzer Stengel mit einem fingerförmig zusammengesetzten Blatt. Blatt und Stengel werden, wenn sie im Herbst absterben, per Hand entfernt. Danach erhält das Saatbeet eine schützende Mulchlage und ist somit für den Winter vorbereitet. Erst wenn sich im nächsten Jahr der neue Trieb zeigt, wird der Setzling vorsichtig ausgegraben und in ein Wuchsbeet umgepflanzt. Der Boden dieses Beetes war zur Vorbereitung bereits zwei Jahre zuvor bis zu fünfzehnmal tief umgegraben, dabei mindestens einmal mit bestimmten Mengen wildwachsender Gräser versetzt und dann wieder in Ruhe gelassen worden.
In der Regel werden die Setzlinge noch zweimal umgepflanzt, ehe sie bis zur Ernte im Reifebeet verbleiben können. Aber auch dann ist die täglich zu bewältigende Intensivpflege nicht zu vernachlässigen. Die Beete müssen regelmäßig bewässert sowie von Unkraut und Schädlingen freigehalten werden. Beschattungsdächer müssen gebaut und immer wieder ausgerichtet werden. Dies sind nur die wichtigsten Arbeiten, die ständig zu erledigen sind.
Bis vor gar nicht so langer Zeit dauerte es noch mindestens 6 Jahre, bis die Wurzeln ausgewachsen und für den medizinischen Gebrauch geeignet waren. Immer ausgeklügeltere Anbau- und Bodenbearbeitungsmethoden haben es jedoch möglich gemacht, daß unter optimalen Verhältnissen auch schon vierjährige Wurzeln geerntet werden können, die einen vollwertigen Wirkstoffgehalt aufweisen. Der beste Zeitpunkt für die Ernte liegt jeweils zwischen Juli und August. Selbstverständlich werden die Wurzeln, wie soll es auch anders sein, in Handarbeit ausgegraben. Macht man sich diesen Aufwand einmal bewußt, der nötig ist, um eine gute Ernte einzubringen,

wird verständlich, daß der Preis, der für Ginseng-Produkte zu zahlen ist, nicht eben gering ausfallen kann. Er ist andererseits bei uns aber auch nicht so hoch, daß er unerschwinglich wäre. Für den koreanischen Ginseng gilt darüber hinaus, daß man stets einen staatlich überwachten Qualitätsstandard erhält.

Alles unter Kontrolle

Mit der Einflußnahme des Staates auf die Ginseng-Wirtschaft hat sich Süd-Korea drei Ziele gesetzt, nämlich zu fördern, zu forschen und zu überwachen. Die Ginseng-Farmer sollten unterstützt, der Ginseng selbst wissenschaftlich besser erforscht und der Ginseng-Verarbeitung ein Qualitätsstandard vorgegeben werden.
1972 wurde ein Gesetz erlassen, mit dem sich der koreanische Staat das Monopol für alles, was mit dem „Roten Ginseng" (siehe auch S. 43-44) zusammenhing, neu sicherte. Zuständig wurde das „Office of Monopoly", das lediglich das fortsetzte, was von vorangegangenen Verwaltungen auch früher schon in ähnlicher Weise praktiziert wurde. „Weißer Ginseng", der den weitaus größten Teil der Ginseng-Produktion ausmacht, unterliegt diesem Monopol nicht. Er wird privatwirtschaftlich produziert, was allerdings auch nur mit Zustimmung und unter strenger Kontrolle des Staates möglich ist. Obwohl in diesem Fall die Zuständigkeiten auf verschiedene administrative Stellen verteilt sind, wird die Ginseng-Politik als Ganzes stets maßgeblich von der Monopolbehörde bestimmt. Und in der Tat erstreckt sich die regulierende Einflußnahme des Staates auf den gesamten Vorgang der Ginseng-Produktion bis hin zum Export fertiger Produkte. Auf diese Weise gelang es nicht nur, die Einkommen der Ginseng-Bauern dauerhaft zu sichern. Bevor Süd-Korea sich aufmachte, den großen Schritt von

der Agrar- zur Industrie-Nation zu tun, trug Ginseng einen nicht unerheblichen Teil zum Ausgleich der Staatsfinanzen bei. Diese für einen Staatshaushalt problematische Abhängigkeit wurde allerdings nach und nach verringert, zuletzt durch die Massenproduktion elektronischer Geräte für den High-Tech-Sektor des Weltmarktes.
Damit hatte der Ginseng jedoch nichts von seiner generellen Bedeutung eingebüßt, im Gegenteil. Dank der umsichtigen Politik der Monopolbehörde hat nicht nur die Produktion von Ginseng, sondern auch dessen Reputation ständig weiter zugenommen. Denn Korea kümmerte sich ganz konsequent auch um die wissenschaftliche Erforschung des Ginseng. Es entstanden Laboratorien, sowohl für die Grundlagenforschung als auch zur ständigen Qualitätskontrolle. Internationale Kontakte und der Austausch von Wissenschaftlern werden aktiv unterstützt. Es ist also kein Zufall, daß der koreanische Ginseng weltweit als der beste angesehen wird.

Rot und Weiß, und wie Ginseng verarbeitet wird

Frisch geerntete Ginseng-Wurzeln enthalten ca. 70% Wasser und würden ohne konservierende Behandlung sehr schnell schimmeln und verderben. Deshalb werden die Wurzeln, sobald sie aus der Erde kommen, mit frischem Wasser gesäubert und möglichst sofort getrocknet. Früher geschah dies ausschließlich in der Sonne, später dann, mit zunehmender Ginseng-Produktion, auch in speziellen Öfen. Heutzutage werden, wenn auch noch nicht in großem Umfang, selbst modernste Methoden, wie z. B. das Gefriertrocknen, angewendet.
Manche Wurzeln unterzieht man vor dem Trocknungsprozeß einer speziellen Behandlung mit heißem Wasserdampf. Hierdurch werden sie transparent und nehmen

eine rötliche Färbung an, es entsteht der sog. „Rote Ginseng“. Ohne Behandlung mit Waserdampf bleiben die Wurzeln gelblich-weiß und undurchsichtig. Dieser „Weiße Ginseng“ macht den weitaus größten Teil der asiatischen Ginseng-Produktion aus. „Roter Ginseng“ ist also keine eigenständige Ginseng-Art, wie oft angenommen wird, sondern Ergebnis der besonderen Bearbeitungstechnik, die vor allem früher sinnvoll war, um eine wirklich lange Haltbarkeit zu erzielen. In Werbeaussagen wird dies allerdings auch als qualitative Besonderheit herausgestellt. Beim „Weißen Ginseng“ dagegen verzichtet man auf entsprechende Verarbeitungshinweise, da sowieso jeder Ginseng zunächst einmal „weiß“ ist. Deshalb tragen die allermeisten Handelsprodukte den Namen Ginseng ohne weiteren Zusatz, was stets bedeutet, daß sie aus „Weißem Ginseng“ hergestellt sind. Diese Produkte werden in verschiedenen Zubereitungsformen angeboten, die, wie z. B. das Granulat zur Instant-Tee-Bereitung, auch den modernen westlichen Einnahme-Gewohnheiten entgegenkommen.

Selbstverständlich ist jeder Produzent, der Ginseng verarbeitet, peinlichst darauf bedacht, dessen natürliche Wirkstoffe möglichst vollständig zu erhalten. Das kann nie 100%ig gelingen, da jeder Produktionsgang zwangsläufig mit einem geringen Verlust verbunden ist. Wie gering der gehalten werden kann, kommt allerdings auch auf die jeweiligen Methoden an, die angewandt werden, um die verschiedenen Handelsformen herzustellen. So hat z. B. die Firma IL HWA, einer der größten Ginseng-Produzenten Süd-Koreas, ein spezielles Verfahren zur Herstellung von Ginseng-Extrakt entwickelt, das die Verarbeitung der ganz frischen, ungetrockneten Wurzeln erlaubt. Hierbei bleiben neben den Ginsenosiden, den Hauptwirkstoffen des Ginseng, selbst die ätherischen Öle, die sich beim Trocknen der Wurzeln normalerweise verflüchtigen, weitestgehend erhalten. Das Verfahren wird vom Hersteller folgendermaßen beschrieben:

Extrakt
Den gereinigten, erntefrischen Wurzeln werden durch ein Alkoholgemisch sämtliche Wirkstoffe entzogen. Der so gewonnene Alkoholextrakt gelangt über einen Keramikfilter in einen Tank, in dem er 24 Stunden lang zum Sedimentieren verbleibt. Auf diese Weise lassen sich eventuell noch vorhandene Fremdstoffe gut eliminieren. Nun geht es darum, der übriggebliebenen Flüssigkeit den Alkohol zu entziehen, was durch Verdampfen geschieht. Zum Schluß wird durch schwache Erwärmung und leichten Unterdruck der Wassergehalt auf weniger als 40% reduziert. Der fertige Extrakt ist dann zähflüssig, von bräunlich-schwarzer Färbung und riecht intensiv nach Ginseng.
Dieser Extrakt wird nicht nur direkt für die Zubereitung von Ginseng-Tee zu Hause verwendet. Er ist gleichzeitig auch Ausgangsprodukt, z. B. für die Herstellung von Granulat. Rührt man ein wenig Extrakt in eine Tasse mit heißem Wasser ein, erhält man einen würzigen, kräftig braunen, wohlschmeckenden Tee, der praktisch alle Wirkstoffe der frischen Ginseng-Wurzel enthält.

Granulat
Dieses Ginseng-Instant-Produkt, das sich in Flüssigkeit sofort auflöst, wird mit Hilfe des Extraktes hergestellt. Dieser wird als Wirkstoff-Lieferant mit Glukose (Traubenzucker) und Laktose (Milchzucker) gemischt, anschließend getrocknet und granuliert. Hier zeigt sich erneut, wie sehr die koreanischen Ginseng-Produzenten um eine hohe Qualität ihrer Produkte bemüht sind. Während das staatliche „Office of Monopoly“ für das Granulat einen Mindestgehalt von 8% Extrakt vorschreibt, weist z. B. das von der zuvor genannten Firma IL HWA exportierte Granulat einen Gehalt von etwa 18% auf.

Pulver

Ginseng-Pulver, das man direkt zum Einnehmen, zum Auflösen in Fruchtsäften oder zum Einstreuen in Joghurt, Salate usw. verwenden kann, besteht aus reinem Ginseng. Die Wurzeln werden nach dem Trockenprozeß lediglich gemahlen und ohne weitere Zusätze in Gläsern luftdicht verpackt. Auf diese Weise bleibt der typische Ginseng-Geschmack am besten erhalten.

Kapseln

Die Menschen der westlichen Industrie-Nationen haben sich längst daran gewöhnt, Arzneimittel auch in Form von leicht zu schluckenden Kapseln einzunehmen. Dieser Gewohnheit kommen die Ginseng-Kapseln entgegen, die nichts anderes enthalten als feingemahlenes Ginseng-Pulver.

Honigwurzel

Diese Form der Ginseng-Verarbeitung ist eine Spezialität, bei der erntefrische Wurzeln sofort nach der Reinigung durch naturreinen Bienenhonig konserviert werden. Damit dieser besser eindringen kann, werden die Wurzeln an verschiedenen Stellen eingeritzt und bis zur völligen Sättigung im Honigbad belassen. Offensichtlich werden so die gesamten Wirkstoffe des Ginseng konserviert und mit ihnen die volle medizinische Wirksamkeit. Nach einem kurzen Trockengang, der den überschüssigen Honig beseitigt, werden die fertigen Honigwurzeln vakuumverpackt. Sie haben durch die Honigbehandlung eine warme, rotbraune Farbe angenommen, sind fast transparent und relativ weich. Deshalb lassen sie sich auch leicht schneiden bzw. abbeißen und zergehen fast von allein im Mund. Der Honig überdeckt den Ginseng-Geschmack nicht, sondern gibt ihm eine zusätzliche und sehr angenehme Hintergrundsüße.

Andere Formen

Korea produziert noch weitere Ginseng-Zubereitungen, die nicht in allen Exportländern angeboten werden. Welche Märkte damit beschickt werden, hängt von den jeweiligen Vorlieben für bestimmte Einnahmeformen ab. So kann man in manchen Ländern z. B. auch Ginseng-Tinktur, Ginseng-Elixier, Ginseng-Tabletten, einen Ginseng-Trank und sogar Ginseng-Wein bekommen.

In verschiedenen Verbraucherländern werden Produkte aus importiertem Ginseng-Pulver bzw. selbst produzierten Wurzelextrakten hergestellt. Dabei können auch Handelsformen mit nur geringen Ginseng-Anteilen entstehen. Wer Ginseng-Produkte kauft, sollte deshalb stets auf einen ausreichenden Ginseng-Gehalt achten.

Teil 3

Dem Geheimnis der Wirkung auf der Spur
Die Inhaltsstoffe
Welche Wirkungen bekannt sind

Das Problem der komplexen Wirkung

Auch wenn die alten chinesischen Kaiser sich letztlich dreinschicken mußten, daß ihnen der Ginseng die Hoffnung auf ein ewiges Leben nicht erfüllen konnte - eines ist, zumindest im asiatischen Raum, auch während der darauffolgenden Jahrtausende nie in Zweifel gezogen worden: die besondere Wirkung des Ginseng auf den menschlichen Körper.

Bei der Suche nach den Hintergründen hierfür war sich die moderne Wissenschaft von vornherein darüber im klaren, daß die stets als komplex beschriebene Wirkung durch einen einzelnen Wirkstoff allein nicht hervorgerufen werden konnte. In der Tat fand man dann auch in der Ginseng-Wurzel eine Vielzahl biologisch aktiver Stoffe, aus denen sich sehr bald eine Gruppe chemisch eng verwandter Substanzen als Hauptträger der medizinischen Wirkung herausschälte: die Saponine.

Inzwischen liegt ein umfangreiches Datenmaterial aus pharmakologischen Versuchen vor, das zunehmend besser erkennen läßt, auf welche Weise, an welchen Stellen und in welcher Intensität diese Stoffe auf den menschlichen Organismus wirken.

Problematischer war und ist der Nachweis der sog. klinischen Wirkung. Sie stellt sich, wie bei den meisten anderen Heilpflanzen auch, als eine milde dar, die sich in der Regel langsam aufbaut. Schwierig ist es außerdem, die Komplexizität dieser Wirkung zu erfassen, die Wechselbeziehungen der einzelnen Wirkungskomponenten zu erkennen und die richtigen Schlüsse daraus zu ziehen.

Trotz aller Schwierigkeiten konnten jedoch auch hier Ergebnisse erzielt werden, die beachtenswert sind und Schritt für Schritt ein wenig mehr vom Wesen der Ginseng-Wirkung erkennen lassen.

Wirkung paradox oder Ginseng, das Adaptogen

Was in der westlichen Medizin immer wieder auf größte Skepsis stieß, war die Tatsache, daß dem Ginseng in Asien offensichtlich sehr unterschiedliche, oft völlig gegensätzliche Wirkungseigenschaften zugeordnet wurden. Entsprechend unterschiedlich stellten sich auch die Anwendungsbereiche dar. Heute weiß man, daß Ginseng an vielen Stellen des Körpers angreift und deshalb auch komplexe Funktionsabläufe unserer Organsysteme und ihre Wechselbeziehungen untereinander korrigieren kann. Er tut dies aber offensichtlich nur, wenn Störungen vorliegen. Wie man in pharmakologischen Versuchen eindeutig feststellen konnte, ist der Ginseng z.B. in der Lage, sowohl zu hohe als auch zu niedrige Blutzuckerspiegel im Sinne einer Normalisierung günstig zu beeinflussen. Auch beim Blutdruck und bei vielen anderen Organfunktionen ist diese Steuerung zur Normalität offenkundig. Erhöhte Werte werden abgesenkt, zu niedrige angehoben.

Wichtig war vor allem die Erkenntnis, daß ein gesunder Organismus auf Ginseng scheinbar überhaupt nicht reagiert, bei einsetzenden Belastungen diese jedoch weit besser bewältigen kann, als das ohne Ginseng der Fall wäre. Die genannten Versuche stehen stellvertretend für viele andere, mit deren Hilfe die Wirkung des Ginseng erforscht wurde und verstärkt weiter erforscht wird. Ihre Ergebnisse machen immer wieder eine vorherrschende Eigenschaft deutlich, die so charakteristisch für den Ginseng ist. Seine Wirkung richtet sich nämlich nicht speziell gegen bestimmte Krankheiten, sondern ist, wie man sagt, unspezifisch. Der Körper wird in die Lage versetzt, sich besser gegen störende und krankmachende Einflüsse von außen zu schützen bzw. sich auf entsprechende Belastungen besser einstellen zu können, er „adaptiert“ sich.

Dieser Schutz kann praktisch gegen jede Art negativer Einflüsse wirksam werden, sowohl gegen physikalische und chemische als auch gegen biologische und psychische. Das können körperliche Überbeanspruchungen ebenso sein wie Gifte, die zur Umweltverschmutzung beitragen, aber auch Infektionen und seelische Belastungen.

Der Begriff „Adaptogen“ wurde von Professor Brekhman, einem russischen Wissenschaftler geprägt und von ihm auch erstmals im Zusammenhang mit Ginseng verwendet. Brekhman hatte bereits kurz nach dem Krieg begonnen, sich intensiv mit den Wirkungseigenschaften des Ginseng zu beschäftigen. Zusammen mit seinen Mitarbeitern hat er dann die Sonderstellung des Ginseng unter den Heilpflanzen im Prinzip der Adaptogenität zusammengefaßt. Mit einfachen Worten ausgedrückt, handelt es sich bei dieser Art von Wirkung um eine Förderung, Unterstützung und Verbesserung der Widerstandskraft des Körpers. Diese wiederum wird nur dann aktiviert, wenn Hilfe auch tatsächlich nötig ist. Dabei ist die Art der Störung von außen ebenso wie die durch sie ausgelöste Funktionsstörung im Inneren des Körpers von sekundärer Bedeutung. Wesentlich ist, daß die Abwehr stets im Sinne einer Normalisierung verläuft. Das heißt, daß eine Funktionsminderung verbessert, eine Überfunktion dagegen zurückgenommen werden kann. Anders ausgedrückt, hat Ginseng sowohl anregende als auch beruhigende Wirkungseigenschaften. Eine Erklärung für diesen scheinbaren Gegensatz, der in der Tat immer wieder verblüfft, ist in der Art und Anzahl der Wirkstoffe zu suchen, die im Ginseng enthalten sind.

Viele Wirkstoffe

Die Saponine, die sich, wie bereits erwähnt, als Hauptträger der Ginseng-Wirkung herauskristallisiert haben, gehören zur übergeordneten Gruppe der Glykoside. Diese in der Regel hochwirksamen Verbindungen kommen vor allem in Pflanzen vor. Zu ihnen gehören z.B. auch die in der Medizin so häufig verwendeten Herzglykoside.

Interessant ist, daß eine erste chemische Analyse der Ginseng-Wurzel bereits 1854 von Garriques in den USA vorgenommen wurde. Der Forscher untersuchte amerikanischen Ginseng (*Panax quinquefolius*) und fand eine glykosidische Substanz, die er Panaquilon nannte. Gut 50 Jahre später, 1905, isolierte der Japaner Fujitani dieselbe Substanz, diesmal aus koreanischem Ginseng (*Panax ginseng C.A. Meyer*). Speziell den Saponinen kam man jedoch erst seit den 60er Jahren unseres Jahrhunderts so richtig auf die Spur. Mehrere Forschergruppen, die in verschiedenen Ländern unabhängig voneinander arbeiteten, entdeckten und identifizierten in kurzer Folge mehrere Vertreter dieser Substanzgruppe. Insgesamt konnten bis heute im Ginseng 17 verschiedene Saponine nachgewiesen werden, wobei dem japanischen Wissenschaftler Shibata und seiner Arbeitsgruppe wohl der Verdienst zufällt, die meisten davon bestimmt zu haben. Grundlegende Arbeiten zu den Ginseng-Saponinen haben jedoch vor allem auch der sowjetische Forscher Brekhman und sein Kollege Elyakov aus Moskau beigetragen. Zu den weiteren Wirkstoffen im Ginseng zählen Fettsäuren, Aminosäuren, Peptide, Steroide und Terpene sowie basische Komponenten wie Cholin. Nachgewiesen wurden außerdem Vitamin C, die Vitamine des B-Komplexes (Nicotinsäureamid, Pantothensäure, Biotin, Folsäure, Vit. B_{12}) und die Mineralstoffe Natrium, Magnesium, Phosphor, Kalium, Calcium, als Spurenelemente Bor, Aluminium, Vanadium, Mangan, Eisen, Kobalt, Kupfer, Zink, Arsen und Molybdän. Hinzu kommt das Germanium, dessen Bedeutung für den menschlichen Körper erst nach und nach bekannt wird (siehe auch S. 58).

Die Ginsenoside

Weil die im Ginseng gefundenen Saponine bis dahin nirgendwo anders nachgewiesen worden waren, gab Shibata ihnen sinngemäß die Bezeichnung „Ginsenoside". Für ihre Benennung benutzte er zunächst Kürzel, wie Ro, Ra, Rb usw., mußte jedoch, nachdem immer mehr identifiziert wurden, bald weitere Unterteilungen vornehmen. Im wesentlichen lassen sich zwei große Gruppen von Ginsenosiden unterscheiden, die als Panaxadiol und Panaxatriol bezeichnet werden. Sie unterscheiden sich dadurch, daß an ihre Grundstruktur unterschiedliche Zucker gebunden sind. Die bisher bekannten Ginsenoside sind in Tabelle 1 aufgeführt.

Glykosidische Wirkstoffe des Ginseng	
Ginsenoside (Saponine)	
in der Wurzel	Ra_1, Ra_2, Ra_3 Rb_1, Rb_2, Rb_3 Rc Rd Ro Re Rf 20-gluco-Rf Rg_1, Rg_2, Rg_3 Rh_1, Rh_2
in den Blättern	F_1, F_2, F_3
Chikusetsu-Saponine	Ia, Ib III IV

Tabelle 1:
Diese Ginsenoside als Wirkstoffe des Ginseng konnten bisher isoliert und chemisch dargestellt werden. Nähere Erläuterungen im Text.

Selbstverständlich wurde nicht nur die Ginseng-Wurzel auf Wirkstoffe untersucht, sondern auch alle anderen Pflanzenteile. Dabei fand man, daß außer in den Samen überall in der Pflanze Saponine vorkommen, allerdings in sehr unterschiedlicher Verteilung. Schon ein Vergleich zwischen der Hauptwurzel und den Wurzelhaaren zeigte, wie unterschiedlich das Saponin-Muster, sowohl hinsichtlich der Art als auch der Menge der einzelnen Saponine sein kann. Im Stengel z.B. scheinen verschiedene Saponine überhaupt nicht vertreten zu sein. Bei der Untersuchung der Blätter glaubte man zunächst, auf neue Saponine gestoßen zu sein und faßte sie in einer eigenen F-Gruppe zusammen (siehe Tab. 1). Bei näherer Analyse ließen sich jedoch keine wesentlichen Unterschiede zu den bereits bekannten feststellen.
Wie nicht anders zu erwarten, weisen jedoch die verschiedenen Ginseng-Arten sehr unterschiedliche Saponin-Muster auf, was nicht allein in den biologischen Unterschieden zwischen den Spezies begründet liegt. Hinzu kommen die meist stark voneinander abweichenden Wachstumsbedingungen auf so andersartigen Kontinenten wie Asien und Amerika. Im Ginseng, der in Japan beheimatet ist, wurden z.B. Ginsenoside festgestellt, die sich, obwohl sie wiederum den bekannten Saponinen zuzuordnen sind, doch so von denen des echten koreanischen Ginsengs unterschieden, daß man auch ihnen einen zusätzlichen Namen gab: Chikusetsu-Saponine (siehe Tab. 1). Doch damit nicht genug. Selbst innerhalb einer Ginseng-Art kann der Anteil einzelner Saponine beträchtlich schwanken, was in hohem Maße von der jeweiligen Bodenbeschaffenheit und dem Klima, aber auch von der Qualität des Saatgutes, der Pflege der Setzlinge usw. abhängt. Dies alles macht verständlich, warum man nicht so ohne weiteres von „dem“ Ginseng und deshalb auch nicht von „der“ Ginseng-Wirkung sprechen kann.

Die Zusammensetzung ist entscheidend

Bei aller Unterschiedlichkeit in Art und Menge der Wirkstoffe weist das Ginsenosid-Grundmuster einer jeden Ginseng-Art doch im wesentlichen eine gewisse Konstanz auf. Der Wissenschaftler ist deshalb durchaus in der Lage, einen amerikanischen von einem koreanischen und einen japanischen von einem sibirischen Ginseng zu unterscheiden. Durch Bestimmung der Ginsenoside kann auch die Qualität einer Wurzel bzw. eines Ginseng-Präparates geprüft werden. Denn man hat herausgefunden, daß nicht etwa eine große Menge einzelner Ginsenoside, sondern offensichtlich das Verhältnis der Ginsenoside untereinander für die Gesamtwirkung verantwortlich ist. Möglicherweise kommt es dabei ganz wesentlich auf das Verhältnis der Panaxadiol- zur Panaxatriol-Gruppe an, das beim koreanischen Ginseng fast bei 1:1 liegt. Die Bestimmung der Ginsenoside wird mit Hilfe der Chromatographie, meist der Dünnschicht-Chromatographie, vorgenommen. Diese Methode, die sehr genau ist, ermöglicht es, aus dem vorliegenden Wirkstoff-Gemisch die Saponine einzeln zu isolieren und gleichzeitig mengenmäßig zu erfassen.
Abbildung A zeigt zwei typische Chromatogramme, an denen sich die unterschiedliche Zusammensetzung, hier des koreanischen Ginseng (*Panax ginseng C.A. Meyer*) und des amerikanischen Ginseng (*Panax quinquefolius*) augenfällig darstellt. Bemerkenswert ist, daß beim amerikanischen Ginseng die Saponine Rb_2, Rg_1 und Rf völlig fehlen. Der Kurvenverlauf läßt aber auch für andere Saponine Werte erkennen, die voneinander abweichen. Solche Untersuchungen werden ebenfalls durchgeführt, um z.B. die Ginseng-Qualität eines bestimmten Anbaugebietes zu kontrollieren. Daß dies regelmäßig und lükkenlos geschieht, darauf wird in Süd-Korea ganz besonderer Wert gelegt. Eine typische Kontrollaufzeichnung,

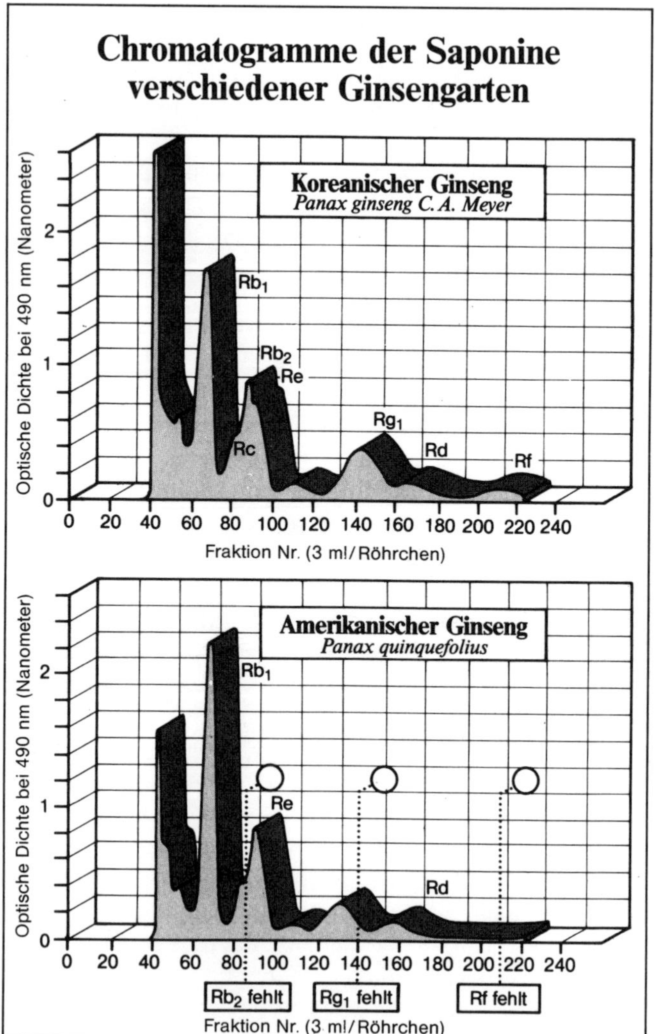

Abbildung A: Chromatographischer Vergleich des Saponin-Gehaltes zwischen koreanischem Ginseng (oben) und amerikanischem Ginseng (unten). Auffallend ist die sehr unterschiedliche Verteilung. Im amerikanischen Ginseng fehlen manche Saponine ganz. (Nach Kim und Staba).

wie sie üblicherweise auch zur Qualitätsüberwachung bei der Herstellung von Ginseng-Extrakt gemacht werden, zeigt die Abbildung B.

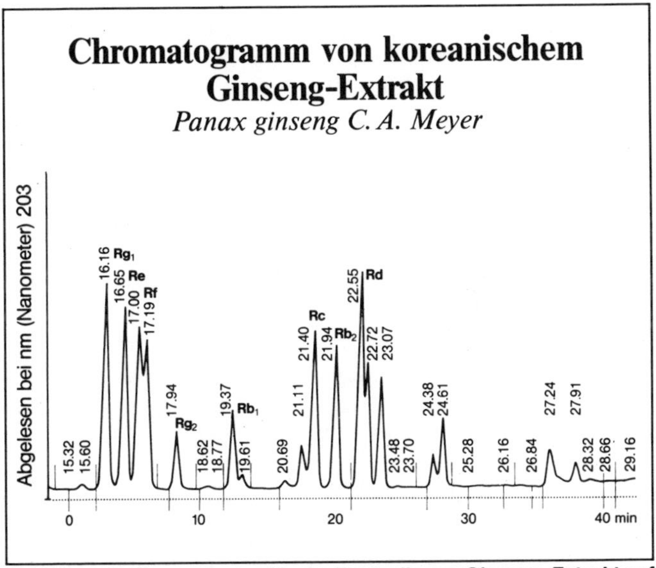

Abbildung B: Chromatographische Kontrolle von Ginseng-Extrakt auf Saponine wie sie beim Herstellungsprozeß in Korea typisch sind. (Aus dem Labor eines großen südkoreanischen Herstellers).

Zusammenfassend kann gesagt werden, daß sich die komplexe Wirkung des Ginseng auf den menschlichen Körper letztlich aus der komplexen Zusammensetzung der Wirkstoffe in der Pflanze ergibt. Dabei treten die Wirkungseigenschaften einzelner Stoffe zugunsten der Gesamtwirkung zurück, womit ein seit altersher bekannter Grundsatz, der auf die meisten Heilpflanzen anzuwenden ist, in geradezu klassischer Weise erfüllt wird, daß nämlich das Gesamte mehr ist als bloß die Summe einzelner Teile.

Germanium

Daß Vitamine und Spurenelemente, wie sie auch im Ginseng enthalten sind, für uns Menschen lebenswichtige Wirkstoffe sind, ist hinreichend bekannt. Deswegen soll an dieser Stelle auch nicht näher darauf eingegangen werden. Auf das metallische Element Germanium allerdings sei, da es in letzter Zeit mit zunehmendem Interesse betrachtet wird, kurz hingewiesen. Es ist im Ginseng in beachtenswerten Mengen enthalten. Untersuchungen hinsichtlich seiner Bedeutung für den menschlichen Organismus stehen noch am Anfang.
Auffallend war die Entdeckung, daß gerade solche Heilpflanzen einen nennenswerten Germanium-Gehalt aufweisen, die in Ostasien seit jeher bei Geschwulstkrankheiten zum Einsatz kommen. Aber auch in verschiedenen uns bekannten Pflanzen mit Heilwirkung wurde Germanium in erhöhten Konzentrationen festgestellt, so z.B. im Beinwell und, besonders angereichert, im Knoblauch. Germanium hat scheinbar eine nicht unerhebliche antibakterielle und gegen infektiöse Viren und Pilze gerichtete Wirkung. Möglicherweise fällt ihm darüberhinaus eine gewisse Rolle als Stoffwechsel-Katalysator zu. Das bedeutet, daß allein seine Anwesenheit ausreicht, lebenswichtige biochemische Prozesse ablaufen zu lassen, ohne daß es dabei selbst verändert oder verbraucht wird. Ein japanischer Wissenschaftler, der sich besonders intensiv mit dem Germanium befaßt, stellte eine günstige Wirkung auf die Blutbildung sowie eine bessere Versorgung der Zellen mit Sauerstoff fest. Ausgehend von der Tatsache, daß z.B. in krankhaft entarteten Zellen und Geweben ein großes Sauerstoff-Defizit herrscht, behandelte er Patienten, die an verschiedenen Krebserkrankungen litten, mit organischem Germanium. Dabei konnte er bei einer Reihe von biochemischen Parametern und Blutwerten, die zuvor weit außer-

halb der Norm gelegen hatten, deutliche Verbesserungen beobachten. Es sei jedoch ausdrücklich darauf hingewiesen, daß es sich hierbei um erste Untersuchungen handelt, die keinesfalls dazu geeignet sind, vorschnelle Schlüsse zu ziehen.

Die Suche nach den Hintergründen der Wirkung

Wenn die Menschen Ostasiens den Ginseng seit Jahrtausenden zu schätzen gelernt haben, dann vor allem wegen der Gesamtheit seiner Wirkungseigenschaften. Sie beschreiben den Effekt auf Körper und Geist als stärkend und harmonisierend. Unsere westliche Denkweise macht es uns jedoch schwer, dies nachzuvollziehen und zu akzeptieren. Wir möchten uns lieber auf unsere moderne Wissenschaft verlassen, die eher dazu neigt, aus einer Fülle von Einzelergebnissen auf die Gesamtwirkung zu schließen. Auf diese Weise ließen sich schließlich auf praktisch allen Wissensgebieten viele Geheimnisse enträtseln und damit auch erklärbar machen. Warum sollte dieses Prinzip beim Ginseng nicht ebenso erfolgversprechend anwendbar sein?
Um es gleich vorweg zu nehmen. Es ist noch längst nicht in dem Umfang gelungen, wie man es sich erhofft hatte. Mit welchen Problemen man zu kämpfen hat, zeigt allein die Tatsache, daß z.B. einzelne Saponine, trotz größter Ähnlichkeit untereinander, deutlich voneinander abweichende, ja sogar völlig gegensätzliche Wirkungseigenschaften aufweisen. Man kann sich vorstellen, wie schwer es unter diesen Umständen sein muß, die Gesamtheit der Wirkung zu erfassen und zu beurteilen. Um dies trotzdem erreichen zu können, gibt es, generell gesehen, zwei Wege, die beschritten werden. Der eine besteht darin, daß man die Wurzel ganz bzw. gemahlen oder aber den

Extrakt daraus verwendet, also mit der Gesamtheit der Wirkstoffe Versuche durchführt. Der zweite Weg führt über die Isolierung der einzelnen Wirkstoffe und die Untersuchung auf deren spezielle Wirkungseigenschaften.

Beide Wege haben ihre Vor- und Nachteile. Vor allem die Ergebnisse, die auf ersterem erzielt werden, lassen sich nach dem westlichen Denkschema oft nur schwer interpretieren, zumal die Wirkungen in der Regel nicht sofort sichtbar werden. Hier bildet die komplexe Wirkungsweise eine nur schwer zu nehmende Hürde. Dort jedoch, wo klare Aussagen möglich sind, eröffnet sich der Ausblick auf eine ganze Reihe von Wechselwirkungen, wie sie für eine ganzheitliche Wirkungsweise auch zu erwarten sind. Was beim zweiten Weg besticht, sind die meist eindeutigen Befunde, die sich zu den pharmakologischen Eigenschaften der einzelnen Wirkstoffe erheben lassen. Problematisch wird es allerdings dann, wenn es darum geht, von den Einzeleffekten der vielen Wirkstoffe auf die Gesamtwirkung der Wurzel zu schließen.

Es gibt also ausreichend Schwierigkeiten, das Wirkungsprinzip der Adaptogenität näher zu ergründen. Brekhman, der es erstmals formulierte, gehörte auch zu den ersten, die mit Hilfe streng wissenschaftlicher Methoden versuchten, die Wirkung auf den menschlichen Organismus direkt sichtbar zu machen. Bereits 1948 unternahm er Versuche mit Angehörigen der Sowjetarmee. Nachdem er zwei Gruppen von Soldaten Ginseng-Extrakt bzw. ein gleich aussehendes und gleich schmeckendes Scheinpräparat zur Einnahme verabreicht hatte, ließ er sie einen Dreikilometerlauf unter Wettkampfbedingungen durchführen. Die Gruppe, die echten Ginseng erhalten hatte, bewältigte die Strecke in einer deutlich kürzeren Zeit. Es folgten Versuche, die nicht nur eine Verbesserung der physischen Kraft, sondern auch der geistigen Fähigkeiten erkennen ließen. Zusammengenommen bildeten sie den Ausgangspunkt für die vielen pharmakologischen und klinischen Untersuchungen, die sich, inzwischen auf internationaler Ebene, fast auf alle Bereiche der Medizin erstrecken. Welcher Art die Wirkungen sind, die dabei gefunden werden, ist in den folgenden Abschnitten dargestellt. Auf eine getrennte Darstellung der pharmakologischen und klinischen Ergebnisse wurde bewußt verzichtet, um zu unterstreichen, daß es nicht Absicht war, eine medizinische Wertung vorzunehmen. Es wird vielmehr der Versuch unternommen, eine gewisse Übersicht über die zur Zeit zugänglichen Untersuchungsergebnisse zu geben. Schauen wir uns also an, was bisher in etwa bekannt geworden ist.

Was Ginseng nicht ist

Was wir heute von einem modernen Arzneimittel als ganz selbstverständlich erwarten, läßt sich in kurzen Worten etwa so umreißen: Es muß gezielt einsetzbar sein und sollte nicht nur möglichst schnell, sondern auch möglichst stark wirken. Eine solche Erwartung wird der Ginseng jedoch kaum erfüllen können. Denn er ist weder ein Mittel zur Behandlung akuter Krankheiten, noch ist er dazu geeignet, bei bestimmten Erkrankungen als alleiniges Therapeutikum verwendet zu werden. Ginseng ist auch weder Aufputschmittel noch ein Aphrodisiakum, das in der Lage wäre, die sexuelle Potenz direkt zu steigern. Und schon gar nicht ist er ein Allheilmittel, wie es so oft glauben gemacht wird. Ginseng wird vielmehr, entsprechend dem Wirkprinzip der Adaptogenität, z.B. zur Gesundheitsprophylaxe, zur Unterstützung bei chronischen Erkrankungen, in der Rekonvaleszenz, zum Schutz vor Streßfolgen oder frühzeitigen Altersbeschwerden verwendet. Er kann die heute gebräuchlichen, modernen Arzneimittel nicht ersetzen, manche von ihnen aber durchaus ergänzen und unterstützen.

Allgemeine und spezielle Wirkungseigenschaften

Bei der Betrachtung des Ginseng unter medizinischen Gesichtspunkten sind es vor allem zwei Eigenschaften, die letztlich dessen Wirkungscharakter bestimmen. Da ist einerseits die scheinbar unerschöpfliche Vielfalt einzelner Wirkungseigenschaften. Und da ist andererseits das alles dominierende Prinzip der Adaptogenität.

Was wir inzwischen wissen ist, daß offensichtlich das eine unabdingbare Voraussetzung des anderen ist. Daß es vieler einzelner, in ihrer Wirkung oft entgegengesetzt gerichteter Elemente bedarf, damit dieser einzigartige Effekt der Regulierung und des Ausgleichs zustande kommen kann. Bekannt sind auch die vielen Wirkstoffe des Ginseng, die hierfür den Hintergrund bilden. Wir kennen aber längst noch nicht alle ihrer speziellen Eigenschaften. Und fast überhaupt nichts wissen wir darüber, auf welche Art und Weise sich die Wirkstoffe in ihrem Einfluß auf den Organismus so austarieren, daß dieser letztlich wieder ins physiologische Gleichgewicht kommt. Obwohl in den letzten Jahren Pharmakologie und Medizin mit Hilfe unzähliger Versuche eine große Anzahl von Einzelwirkungen erkannt haben, gelingt es nach wie vor nur recht unzulänglich, die ganzheitliche Wirkung in ihren tatsächlichen Zusammenhängen zu beschreiben. Es scheint wichtig, sich dies noch einmal ins Gedächtnis zu rufen, um die folgende Zusammenstellung der bisher gefundenen Wirkungseigenschaften richtig interpretieren zu können.

Wirkung auf die Leberfunktion

Ist die Funktion der Leber, dem zentralen Stoffwechselorgan unseres Körpers, gestört, kann diese durch Ginseng unterstützt und verbessert werden. Wahrscheinlich ist das u. a. auf eine günstige Beeinflussung des

Eiweißstoffwechsels, der auch die Produktion von Enzymen und Zellbausteinen einschließt, zurückzuführen. Ginseng bietet der Leber einen gewissen Schutz vor Intoxikationen (Vergiftungen), wie z.B. durch chemische Stoffe, Alkohol usw. Einer bereits geschädigten Leber kann aber auch geholfen werden, sich schneller zu regenerieren.

Pharmakologische Versuche an Ratten und Kaninchen haben gezeigt, daß es vor allem die Ginsenoside Rb_1, Rg_1 und Re sind, die der Leber einen erhöhten Schutz vor chemischen Giften, wie z. B. dem Lösungsmittel Tetrachlorkohlenstoff, bieten, was sich an der Aktivität bestimmter Enzyme ablesen läßt. Eine ähnliche Schutzwirkung gegenüber Schäden durch Alkohol konnte an der Rattenleber festgestellt werden. Alkohol stört in der Leber nicht nur viele Stoffwechselvorgänge, sondern führt darüber hinaus zu direkten Schäden an den Leberzellen selbst. Unter Ginseng jedoch wird der Alkohol in der Leber offensichtlich schneller abgebaut bzw. das beim Abbau entstehende giftige Aldehyd schneller eliminiert. Selbst im Langzeitversuch mit Ratten, die regelmäßig hohe Alkohol-Dosen erhielten, bewirkte Ginseng, daß sich die Eiweiß-, Fett- und Kohlehydrat-Werte der Leber praktisch nicht verschlechterten. Mit Hilfe elektronenmikroskopischer Untersuchungen konnte an Lebergewebe von Mäusen außerdem demonstriert werden, daß Ginseng durchaus in der Lage ist, die Regenerationsfähigkeit bereits geschädigter Leberzellen zu unterstützen.

Wirkung auf Herz und Kreislauf

Ginseng vermag das Herz zu stärken, es in seiner Funktion zu unterstützen, die Durchblutung, auch die des Herzmuskels zu fördern und den Blutdruck zu regulieren. Man kann also von einer insgesamt positiven Wirkung auf das Herz-Kreislauf-System sprechen.

Tierversuche ergaben, daß sich zu hohe Blutdruckwerte

durch Gaben von Ginseng absenken, zu niedrige dagegen anheben lassen. Zunächst wurde festgestellt, daß durch wässrige Extraktion gewonnene Saponine den Blutdruck anheben, solche aber, die im alkoholischen Extrakt enthalten sind, ihn senken. Inzwischen weiß man, daß für den blutdrucksenkenden Effekt hauptsächlich das Saponin Rb_1 verantwortlich ist. Rg_1 dagegen verursacht einen vorübergehenden Anstieg der Blutdruckwerte. Wie u.a. in Versuchen am Kaninchenohr nachgewiesen wurde, kommt diese blutdrucksenkende Wirkung durch eine Entspannung der Blutgefäße zustande.
Zunächst ebenfalls im Tierversuch wurde eine Verbesserung der Kontraktionskraft des Herzmuskels festgestellt. Dieser günstige Effekt war dosisabhängig und kam sowohl durch alleinige Gaben des Saponins Rb_1 als auch durch Verabreichung eines Extraktes, in dem alle Ginsenoside enthalten waren, zustande.
Die Ergebnisse solcher pharmakologischen Untersuchungen konnten später durch klinische Tests unschwer bestätigt werden. So ließ sich, z.B. bei freiwilligen Probanden, nach Einnahme von Ginseng eine insgesamt verbesserte Kreislaufsituation beobachten. Die Blutgefäße in der Peripherie entspannten sich, so daß beim Blutdruck eine moderate Senkung festzustellen war. Gleichzeitig erhöhte sich die Kontraktionskraft des Herzens, und das Schlagvolumen nahm zu. Hinzu kommt, daß der Sauerstoffbedarf des Herzens ökonomisiert wurde, ein äußerst wichtiger Faktor, an dem z.B. die Wirkung von Arzneimitteln zur Therapie der Herzinsuffizienz und Angina pectoris gemessen wird.
Bei anderen Probanden wurde unter Ginseng, diesmal im Belastungstest, ebenfalls eine günstigere Ausnutzung des Sauerstoffs durch den Herzmuskel registriert. Außerdem blieb die Anzahl der sonst stark zunehmenden Herzschläge auf einem niedrigeren Niveau. Dies dürfte darauf hinweisen, daß es tatsächlich zu einer Abschwächung

überschießender Nervenreize unter Belastung (Streß) sowie zu einem günstigen Effekt auf den Stoffwechsel des Herzmuskels und auf die Durchblutung der Herzkranzgefäße kommen kann.

Ginseng und Arteriosklerose

Was die Arteriosklerose so heimtückisch macht, ist der schleichende Prozeß ihrer Entstehung. Zunächst kommt es in den Gefäßen zu kleineren Ablagerungen, die nach und nach an Häufigkeit und Umfang zunehmen. Was allerdings in der Regel über viele Jahre hinweg unbemerkt bleibt, kann dann plötzlich mit dem völligen Verstopfen eines oder mehrerer Gefäße sehr schnell zur Katastrophe führen. Herzinfarkt und Schlaganfall haben also in der Regel eine lange Vorgeschichte. Sie sind nur Endpunkt einer Entwicklung, der man jedoch durchaus entgegenwirken kann, z.B. durch gesunde Ernährung, ausreichend körperliche Bewegung und Abbau von Übergewicht, um nur die wichtigsten Maßnahmen zu nennen. Und wie es aussieht, kann auch Ginseng hierzu einen beachtlichen Beitrag liefern.

Hauptrisikofaktoren für das Entstehen einer Arteriosklerose sind erhöhte Fettspiegel im Blut (Hyperlipidämien) und Bluthochdruck (Hypertonie). Meist erhöht sich auch die Gefahr, daß es zu Verklumpungen des Blutes (Thrombosen) und damit zu Gefäßverschlüssen kommt. Untersuchungen haben gezeigt, daß Ginseng Wirkungseigenschaften besitzt, die jeden dieser drei krankmachenden Faktoren günstig beeinflussen können. Die Absenkung zu hoher Blutdruckwerte ist bereits im Kapitel Herz–Kreislauf beschrieben worden. Um zu klären, wie weit Ginseng erhöhte Blutfettspiegel (Cholesterin und Triglyceride) zu reduzieren vermag, wurden zunächst pharmakologische Versuche durchgeführt. So stellte man z.B. fest, daß bei Kaninchen, denen man über mehrere Wochen verschiedene Wirkstoff-Komponenten

des koreanischen Ginseng verfüttert hatte, die Cholesterinwerte sowohl in der Leber als auch im Blut deutlich abgesunken waren.
Daß infolge vermehrter Aufnahme von Cholesterin mit der Nahrung früher oder später der Fettstoffwechsel durcheinander gerät, ist bekannt. Auch bei Kaninchen konnten unter solchen Bedingungen die Werte der Blutfette (Lipide) erhöht, arteriosklerotische Veränderungen in der Aorta und den Koronararterien sowie Fetteinlagerungen in der Leber provoziert werden. Wurde dem Futter der Tiere jedoch zusätzlich Ginseng beigemischt, ließ sich der Blutfettgehalt verringern bzw. auf einem normalen Niveau halten. Es traten dann auch keine arteriosklerotischen Ablagerungen in den Gefäßen auf, und die Leber blieb frei von Schäden. Mit anderen Versuchstieren wurden vergleichbare Ergebnisse erzielt. Vermutungen, wie diese Schutzwirkung zustande kommt, gehen dahin, daß die Aktivität von Enzymen stimuliert wird, die an der Verstoffwechselung der Fette, insbesondere des Cholesterins beteiligt sind. Jedenfalls konnte der Nachweis erbracht werden, daß Cholesterin unter Ginseng schneller umgesetzt und ausgeschieden wird.
Tatsache ist, daß Ginseng in der Lage ist, sowohl bei gesunden Personen als auch bei Patienten mit Hyperlipidämien die Blutfettspiegel abzusenken, was sowohl auf das Gesamt-Cholesterin als auch auf die Triglyceride zutrifft. Anders ist es beim sog. HDL-Cholesterin (HDL = High Density Lipoprotein), einer Lipidsubstanz hoher Dichte, die unter den verschiedenen Fettstoffen im Blut eine Sonderstellung einnimmt. Entgegen allen Erwartungen ist diese Fettart nämlich selbst aktiv am Bemühen des Körpers beteiligt, den Blutfettspiegel auf einem gesunden Niveau zu halten. So weisen z. B. Patienten mit Hyperlipidämien meist auch einen deutlich niedrigeren HDL-Spiegel im Blut auf als gesunde Personen. Höhere HDL-Spiegel dagegen sind als gleichbedeutend mit

einem besseren Schutz vor Schäden, die durch zu viel Fett im Blut drohen, zu betrachten. Wie eine Reihe von klinischen Untersuchungen gezeigt hat, stieg bei Hyperlipidämie-Patienten nach Einnahme von Ginseng der „schützende“ HDL-Spiegel wie erhofft deutlich an, während sich die Werte der „gefährlichen“ Fette reduzierten. Auch bei Diabetikern mit Hyperlipidämie konnten unter Ginseng sowohl das Gesamt-Cholesterin als auch die Triglyceride gesenkt werden, bei gleichzeitigem Anstieg des HDL-Spiegels. Gleich günstig fielen die Resultate von Versuchen aus, an denen gesunde Probanden teilgenommen hatten.

Offensichtlich kommt es unter der Einnahme von Ginseng bei arteriosklerotischen Patienten nicht nur zur Verbesserung der Blutfettwerte, sondern darüber hinaus auch zu einer günstigen Beeinflussung des Allgemeinzustandes. Beobachtet wurde u.a. die Reduktion von Symptomen wie Schlaflosigkeit, Herzklopfen, Ohrenklingen, Schwindel, Müdigkeit, kalte Extremitäten usw. Hier dürften die positiven Auswirkungen einer verbesserten Durchblutung spürbar werden, wie sie auch aus den Untersuchungen zur Blutgerinnung abzuleiten sind. Dort verhinderten nämlich die Ginsenoside Ro, Rg_1 und Rg_2, ebenso wie natürlicher Ginseng, die Aggregation (Zusammenballung) von Thrombozyten (Blutplättchen) im Blut, die durch verschiedene Agenzien künstlich auslösbar sind.

Im Ratten-Versuch zeigte Ginseng-Extrakt eine hemmende Wirkung auf die Bildung von Thrombin, einem Stoff, der die Blutgerinnung einleitet. Außerdem konnten Venenthrombosen, die sich experimentell verursachen lassen, verhindert werden. Für die Ginsenoside Ro, Rb_1, Re, Rb_2, Rg_1 und Rg_2 wurde ein stimulierender Effekt auf fibrinlösende Enzyme, die im Blut zum Schutz gegen Thrombosen vorkommen, nachgewiesen. Außerdem nahm im Modellversuch nach Einnahme von Ginseng-Extrakt die Klebrigkeit des Fibrins ab. Ähnliche Tests, die mit menschlichem Blut durchgeführt wurden, zeigten ebenfalls deutliche antithrombotische Effekte.

Wirkung auf das blutbildende System

Seit langem war man davon überzeugt, daß Ginseng auch die Blutbildung aktiv unterstützen könne. Inzwischen haben pharmakologische und klinische Studien die wissenschaftliche Bestätigung dafür geliefert.

Aktivstes Organ der Blutbildung ist das Knochenmark. Hier entstehen sowohl die roten und weißen Blutkörperchen (Erythrozyten und Leukozyten) als auch die Blutplättchen (Thrombozyten). So ließ sich, z.B. bei Ratten, indem diese mit einem Ginseng-Extrakt gefüttert wurden, die Anzahl der Erythrozyten erhöhen. Als Ursache für diese Reaktion wird die verstärkte Bildung von Erythropoietin vermutet, einem Wirkstoff, der entscheidenden Anteil am Einbau von Eisen in die Erythrozyten hat. Auch am Kaninchen ließen sich, nach experimentell erzeugter Anämie, verstärkt blutbildende Aktivitäten beobachten. Es erhöhte sich nicht nur die Menge der Erythrozyten, sondern gleichzeitig auch deren Gehalt an Hämoglobin, dem roten Blutfarbstoff, der für den Sauerstofftransport lebenswichtig ist. Die Anzahl der weißen Blutkörperchen, die wiederum für die Infektabwehr zuständig sind, nahm ebenfalls zu.

Offensichtlich ist der Erholungseffekt auf die blutbildenden Organe sehr stark. Denn selbst bei Mäusen, die hohen Dosen von Röntgenstrahlen ausgesetzt worden waren, kam es unter Ginseng zu einer raschen Normalisierung der Erythrozyten- und Leukozyten-Zahlen.

Bei Patienten, die an verschiedenen Formen der Anämie litten, wurde Prostisol (ein Ginseng-Saponin) eingesetzt. Prompt war bei Anämien, wie sie durch rheumatische Erkrankungen, Tuberkulose oder auch im hohen Alter entstehen können, eine deutliche Verbesserung des zuvor anämischen Blutstatus zu verzeichnen. Ähnliche Ergebnisse konnten bci Krebspatienten erzielt werden, die ebenfalls Prostisol sowie Panabolide, eine weitere aktive Wirkstoff-Komponente bzw. andere Ginsenoside erhielten.

Klimakterium

Da es hinsichtlich der chemischen Struktur zwischen Ginseng-Wirkstoffen und Hormonen eine enge Verwandtschaft gibt, müßten sich eigentlich in ihren Wirkungsbereichen auch diesbezügliche Ähnlichkeiten feststellen lassen. Man sollte also erwarten können, daß Befindlichkeitsstörungen, wie sie im Klimakterium aus der veränderten hormonellen Lage heraus häufig entstehen, entsprechend günstig zu beeinflussen wären Zu diesem medizinischen Komplex liegen bisher jedoch kaum Erfahrungen vor. Soweit dies trotzdem der Fall ist, wird von Symptomen wie Hitzewallungen, Nachtschweiß, Kopfschmerzen, Schlafstörungen, depressiven Zuständen, Herzklopfen, nervösen Störungen usw. berichtet, die durch Einnahme von Ginseng gebessert, zum Teil sogar zum Verschwinden gebracht werden konnten.

Ginseng als sogenanntes Tonikum

Unter einem Tonikum versteht man ein Mittel, das einem Schwächezustand des Körpers oder eines Organs entgegenwirkt. Das tut auch der Ginseng, allerdings auf seine Weise, denn es sind nicht bestimmte Krankheiten, gegen die sich seine Wirkung richtet. Er bringt vielmehr Ordnung in die Basis gestörter physiologischer Funktionen und stärkt damit die Widerstandskraft nicht nur gegenüber bestehenden, sondern vor allem auch gegenüber drohenden Krankheiten. Das ist der Grund, warum Ginseng nicht wie ein normales Medikament gegen diese oder jene Krankheit eingesetzt wird, sich aber trotzdem bei vielen gesundheitlichen Störungen als

sehr hilfreich erweist. Es werden nicht die spezifischen, sondern die unspezifischen Abwehrkräfte gestärkt, so daß man ganz allgemein von einer Erhöhung der Widerstandskraft des Organismus gegenüber schädigenden Einflüssen sprechen kann.
Damit gelangt man zwangsläufig zu zwei Begriffen, die untrennbar mit dem Ginseng verbunden sind. Das ist einmal die Adoptogenität, die als Verbesserung der Anpassungsfähigkeit des Organismus an schädigende Einflüsse von außen definiert wird. Sie ist an anderer Stelle abgehandelt. Zum anderen kommt hier der Streß ins Spiel, der wiederum als Sammeldefinition für viele Störfaktoren, die unsere Gesundheit bedrohen, verwendet wird.

Die Anti-Streß-Wirkung

Unter dem Begriff Streß faßt man alle von außen auf den Körper einwirkenden Einflüsse zusammen, die dem Organismus eine über das normale Maß hinausgehende Reaktion abverlangen. Sie können chemischer, physikalischer, biologischer und psychischer Art sein, wie z.B. Luftverschmutzung durch Abgase, Aufnahme von Giften, extreme Hitze- und Kälteinwirkung, Erschöpfung, Verletzungen jeglicher Art und Ursache, also auch Operationen, Infektionen durch Bakterien, Viren usw. Sie können nicht zuletzt auch aus seelischen Konflikten, Leistungsdruck oder ständiger Hetze bestehen.
All diese attackierenden Einflüsse können in sehr unterschiedliche und sehr konkrete Krankheiten münden. Ihnen zu entgehen, wird nicht immer möglich sein. Man kann jedoch durch Stärkung der gesundheitlichen Basis viel dazu beitragen, daß der Körper dann mit ihnen besser fertig wird oder aber die Chance bekommt, sie schon im Vorfeld besser abzuwehren. Das heißt allerdings nichts anderes, als Gesundheit und Krankheit in einem

ganzheitlichen Sinnzusammenhang zu sehen, einem Zusammenhang, der die prophylaktische, also vorbeugende Stärkung der Abwehrkräfte als wesentlichen Teil mit einschließt. Genau dieser Vorstellung entspricht die Wirkung des Ginseng.
Zu den folgenschwersten Streßbelastungen, denen ein Körper ausgesetzt sein kann, gehört die Einwirkung starker Strahlung. Dabei können nicht nur Schäden an der Haut entstehen. Meist werden Blutbildungs- und Immunsystem ebenfalls in Mitleidenschaft gezogen. Das ist deswegen so bedeutsam, weil ein gutes Funktionieren beider Systeme Grundvoraussetzung zum Überleben ist. Daß Ginseng hier eine gewisse Schutzfunktion erfüllen kann, zeigen Untersuchungen an sog. Mastzellen (eine Art der weißen Blutkörperchen), die bei der Immunreaktion eine große Rolle spielen. Sie kommen auch in der Haut vor und werden durch Bestrahlung rasch geschädigt oder zerstört. Diese wichtige Zellart konnte sich bei Ratten, die einer Bestrahlung ausgesetzt worden waren und danach einen Ginseng-Extrakt erhielten, bald wieder gut erholen. In anderen Versuchen drückte sich der positive Effekt dadurch aus, daß die Zahl der weißen und roten Blutkörperchen sowie der Blutplättchen rasch wieder anstieg. Auch die Überlebensrate von Mäusen, deren Knochenmark experimentell durch Strahlung geschädigt worden war, erhöhte sich deutlich. Vor allem die Ginsenoside Rb_1, Re und Rg_1 erwiesen sich hinsichtlich des Strahlenschutzes als wirksam. Unter den Wirkstoffen des Ginseng gibt es aber, wie es scheint, auch Komponenten, die nicht zu den Saponinen gehören und dennoch zur Abwehr von Strahlenschäden beitragen.
Die Ergebnisse vieler anderer Untersuchungen zeigen ebenfalls, daß Ginseng eine Anti-Streß-Wirkung besitzt. So kann man, z.B. bei Versuchstieren, indem man sie anhaltenden Streßsituationen aussetzt, sehr leicht Magengeschwüre erzeugen. Bei Ratten, die mit Ginseng

gefüttert wurden, ließ sich dies jedoch in gewissem Umfang verhindern. In anderen Versuchen zeigte sich außerdem, daß bereits bestehende Magengeschwüre unter Ginseng schneller abheilten. Diese Effekte stellten sich in der Regel um so deutlicher dar, je länger Ginseng gegeben wurde.
Man kann Streß aber auch durch Kälte oder Hitze, durch Gifteinwirkung, elektrischen Strom oder starke Vibrationen erzeugen und daran die Ginseng-Wirkung testen. Es gibt Schwimm- und Kletter-Tests und Untersuchungen, mit deren Hilfe Veränderungen der Gedächtnisleistung durch Streßeinwirkung nachzuweisen sind. In all diesen Versuchen, von denen hier nur einige angesprochen werden, konnten die negativen Auswirkungen des Streß, indem man Ginseng verabreichte, abgeschwächt, nicht selten sogar verhindert werden. Selbst bei Hühnern, die unter streßhafter Kälteeinwirkung weniger Eier legten, ließ sich durch Verfütterung von Ginseng die Eierproduktion wieder deutlich steigern.
Welche Bedeutung die Ergebnisse solcher pharmakologischer Modellversuche letztlich für den Menschen haben können, soll exemplarisch an zwei Beispielen dargestellt werden. Bei Patientinnen mit Brustkrebs, die auf eine Strahlentherapie mit hohem Fieber reagiert hatten, normalisierten sich nach Einnahme von Ginseng-Saponinen Körpertemperatur, Blutbild und Anzahl der Leukozyten. Die Patientinnen hatten auch wieder mehr Appetit. Bei Krankenschwestern, die Nachtschichten absolvierten, ließen sich die Blutzuckerspiegel, die sich unter einer solchen Belastung meist erhöhen, durch Einnahme von Ginseng wieder normalisieren.
Wieviele Streßarten es auch gibt, es scheint fast so, als hätte der Ginseng eine gleich große Anzahl von Möglichkeiten parat, gegen die Auswirkungen mobil zu machen. Als sicher gilt, daß einer der Angriffspunkte im Steuer-

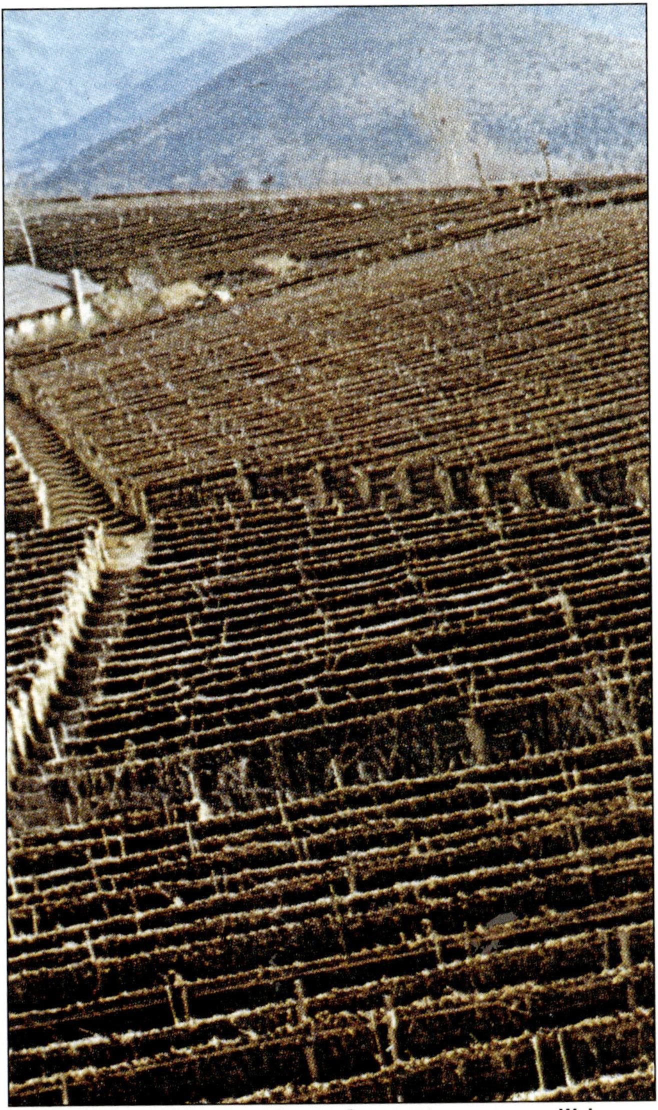

Für die Ginseng-Felder werden, im Gegensatz zu unseren Weinbergen, Nord- und Nordosthänge bevorzugt.

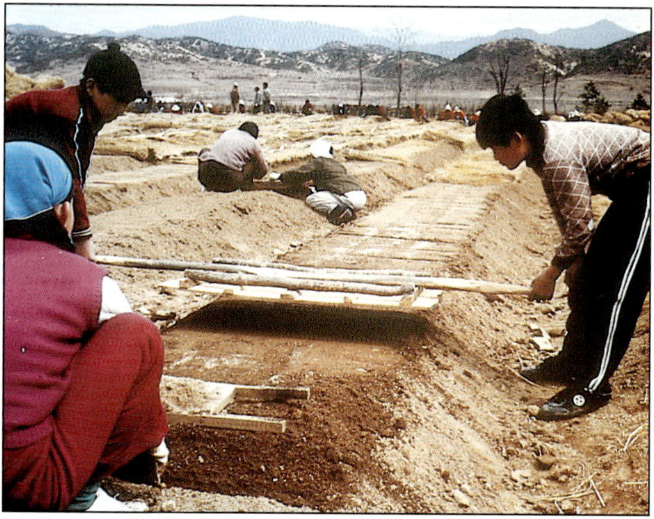

Das Anlegen der Beete ist mühsame Handarbeit.

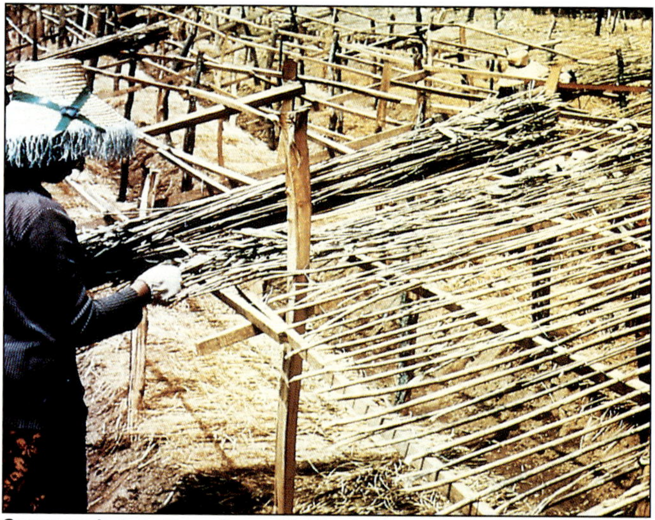

Sonnenschutzmatten, deren Dichte sich je nach Bedarf verändern läßt, werden angebracht.

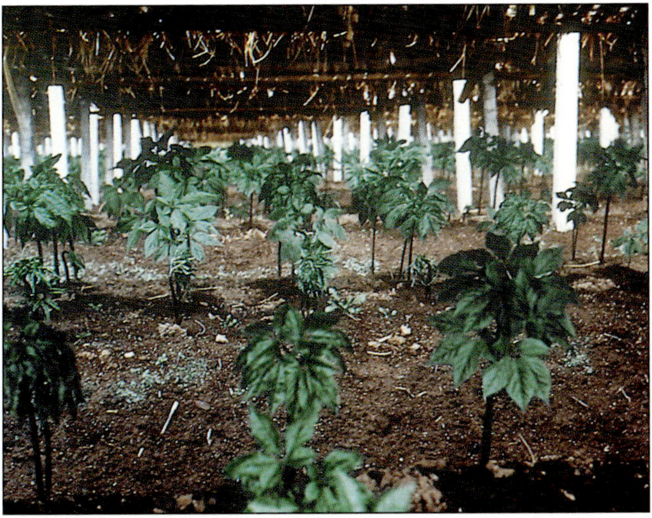

Diese Pflanzen sind im lichten Schatten gut herangewachsen und stehen kurz vor der Blüte.

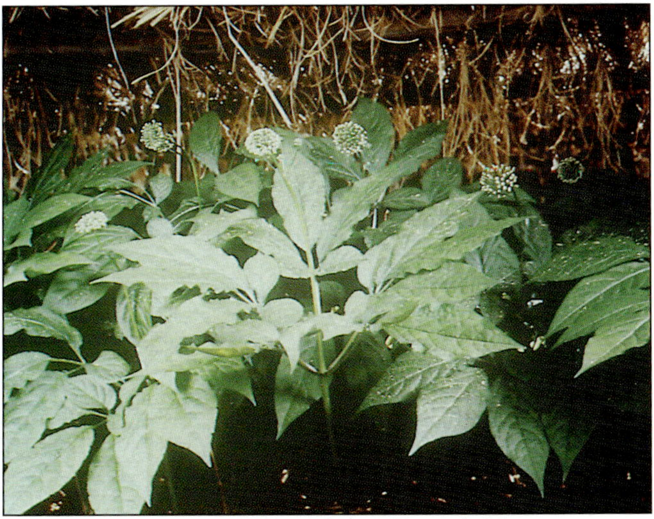

Die Blüten der Ginseng-Pflanzen sind recht unscheinbar.

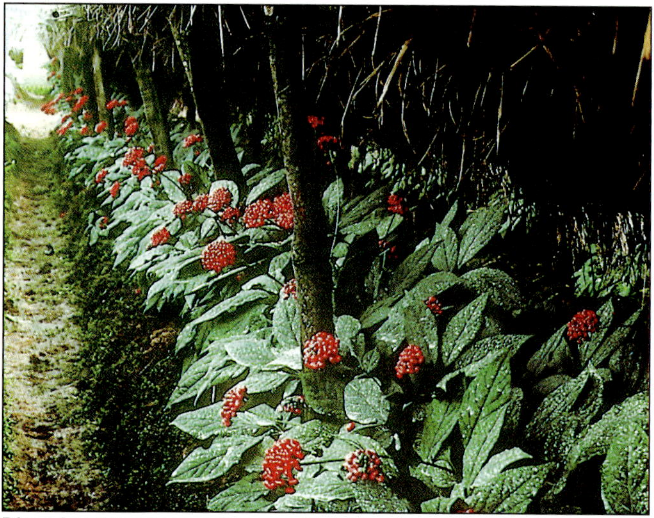

Diese leuchtend roten Ginseng-Früchte sind reif zur Ernte.

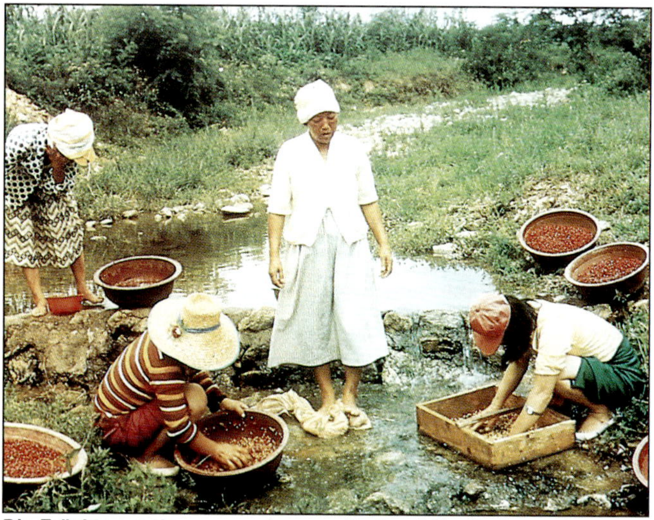

Die Früchte werden gewaschen, sortiert und für die Aussaat vom Fruchtfleisch befreit.

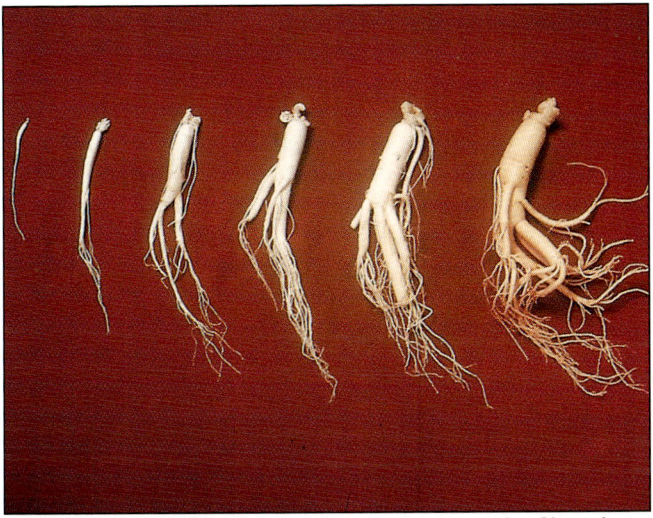

1-6jährige Ginseng-Wurzeln. Der Fachmann erkennt das Alter einer Wurzel nicht nur an der Größe, sondern auch an den ringförmigen Wülsten am Wurzelhals.

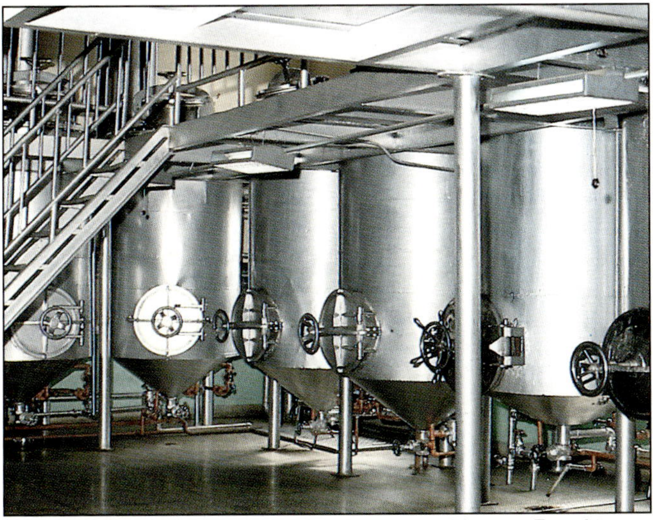

In solchen Kesseln erfolgt die Herstellung von Ginseng-Extrakt.

Die gebräuchlichsten Handelsformen des Ginseng sind:

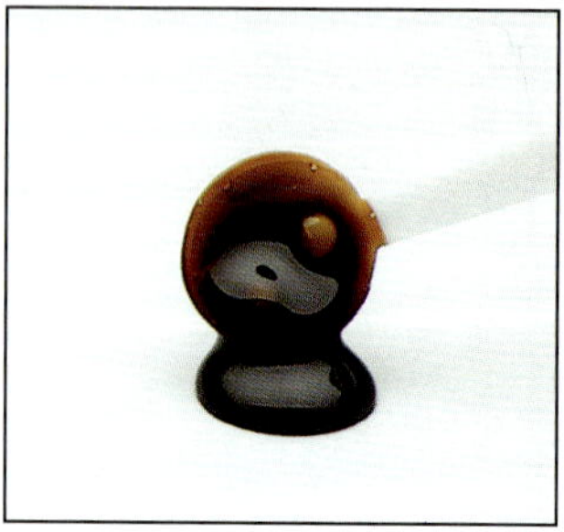

Extrakt, zur Teebereitung.

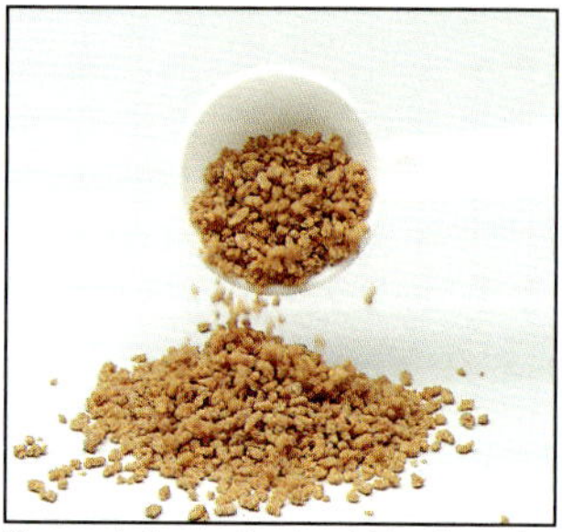

Granulat, zur Instant-Teeberei-tung.

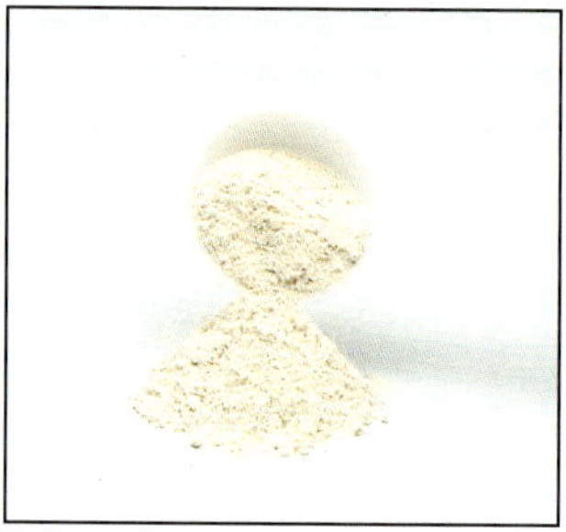

Pulver, das aus getrockneten und gemahlenen Wurzeln besteht, zum Einnehmen oder zum Einrühren bzw. Einstreuen in Getränke und Speisen.

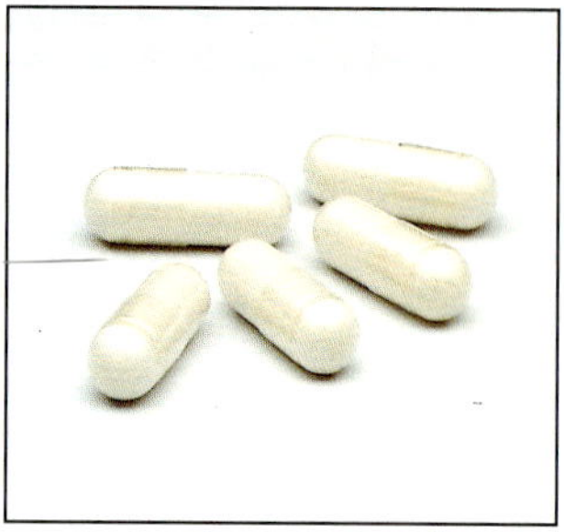

Kapseln, die reines Ginseng-Pulver enthalten, zum Schlucken.

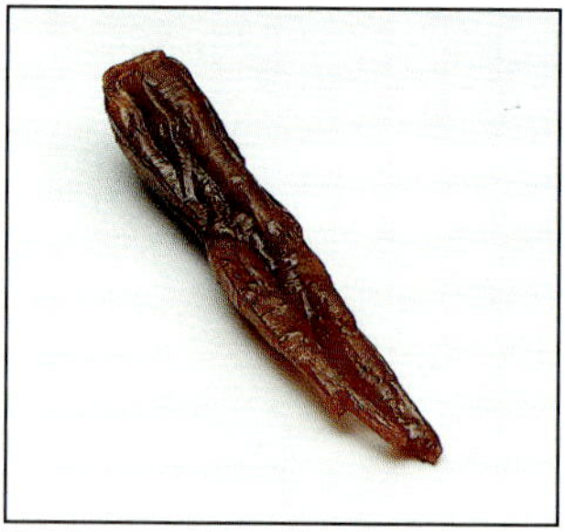

Honigwurzeln, mit reinem Bienenhonig gesättigte und so konservierte Wurzeln, zum Kauen.

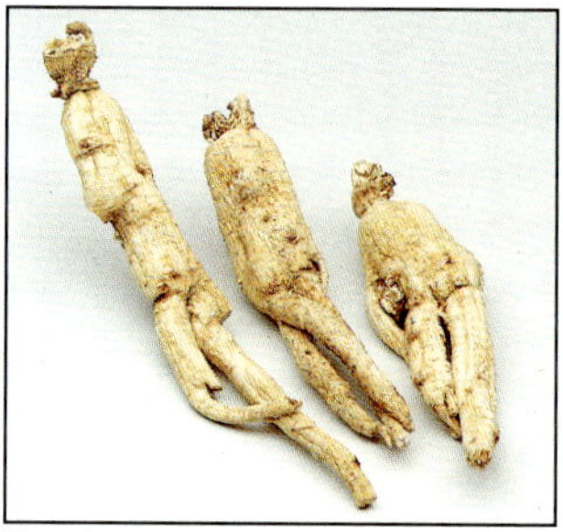

Trockenwurzeln, getrocknete Wurzeln, zum Kauen.

und Rückkopplungssystem liegt, das zwischen Hypothalamus (Teil des Zwischenhirns), Hypophyse (Hirnanhangdrüse) und Nebennierenrinde besteht. Manches deutet darauf hin, daß es einen Einfluß sowohl auf den aus der Hypophyse stammenden Botenstoff ACTH (Adrenocorticotropes Hormon), als auch auf die Produktion von sog. Streßhormonen und deren Freisetzung aus der Nebennierenrinde gibt. Mit diesem Komplex hängen auch all jene Streßformen zusammen, die wir als Hektik, Ärger, Überbelastung usw. empfinden. Und es dürfte eine der Stärken des Ginseng sein, daß er wahrscheinlich gerade auch hier im Bereich des täglichen Lebens einen wirksamen Schutz vor den hinreichend bekannten Streß-Auswirkungen bieten kann.

Erschöpfungszustände und körperliche Leistung

Ginseng wird wahrscheinlich zu Recht als Kraftspender bezeichnet, da es sich immer wieder zeigt, daß er nicht nur in der Lage ist, Kraftreserven aufzubauen, sondern diese auch sehr ökonomisch zum Einsatz zu bringen. Deshalb wirkt er sich auch so günstig auf die Leistungskraft von Sportlern aus, was letztlich für die körperliche Leistungsfähigkeit ganz allgemein gilt.

Den ersten wissenschaftlichen Tests zum Nachweis der Leistungssteigerung, die Ende der vierziger Jahre an russischen Soldaten durchgeführt wurden, folgten viele andere, sowohl mit Versuchstieren als auch weiter mit freiwilligen Probanden. Ließ man z.B. Mäuse bis zur Erschöpfung schwimmen, war festzustellen, daß sie sich unter dem Einfluß von Ginseng praktisch doppelt so lange über Wasser halten konnten. Diese Anti-Ermüdungs- bzw. Kraft-Mobilisierungs-Wirkung wurde sowohl bei Verwendung ganzer Wurzeln oder deren Extrakten als auch nach Gaben einzelner Saponine beobachtet. Im einzelnen konnte ein solcher Effekt für die Ginsenoside Rb_1, Rb_2, Rc, Rd, Re, Rf und Rg_1 nachgewiesen werden. Man

stellte außerdem fest, daß die Versuchstiere um so leistungsfähiger wurden, je länger man ihnen Ginseng verabreichte. Und noch eins war interessant zu beobachten, daß nämlich unter hohen Dosen die Leistungssteigerung praktisch unmittelbar und ohne zeitliche Verzögerung in Erscheinung trat.
Man nimmt an, daß die Steigerung der Kräfte u.a. auf einer verstärkten Einlagerung von Glykogen in die Leber (Zuckerspeicherung zur schnellen Energiegewinnung) sowie auf einer besseren Ausnutzung der Glykogen-Reserven in der Muskulatur beruht. Hinzu kommt eine Verlangsamung der Bildung bzw. eine Beschleunigung des Abbaus von Milchsäure, die ja bekanntlich den Muskelkater als akute Ermüdungserscheinung hervorruft.
Solche Erkenntnisse sind selbstverständlich auch in engem Zusammenhang mit der Anti-Streß-Wirkung zu sehen. Stellen doch zwangsweise herbeigeführte Erschöpfungszustände nichts anderes als klassische Streßsituationen dar.
Eine andere Seite des Einflusses von Ginseng auf den Kräftehaushalt des Körpers beleuchtet ein Versuch, an dem ausschließlich ältere Männer teilnahmen. Nachdem diese sich genau definierten Belastungen unterzogen hatten, wurde ermittelt, wie lange es dauert, bis sich die stark erhöhte Herzfrequenz wieder normalisierte. Hatten die Männer vorher einen Ginseng-Extrakt zu sich genommen, kehrte das Herz dann auch wesentlich schneller zum normalen Schlagrhythmus zurück.
Was für die physische, also körperliche Leistungskraft und Erholungsfähigkeit festzustellen ist, sollte gleichermaßen für die geistige anzunehmen sein.

Geistige Leistungsfähigkeit

Erste Tests wurden in den fünfziger Jahren durchgeführt. Eine gewisse Berühmtheit haben jene erlangt, in deren Verlauf sich durch Einnahme von Ginseng die Leistungs-

fähigkeit junger Funker bei der Übermittlung von Nachrichten steigern ließ. In der Folge kamen zahlreiche weitere Tests zur Anwendung, mit deren Hilfe sich die Auswirkungen auf diverse andere mentale Funktionen überprüfen ließ. Sie erbrachten im großen und ganzen ähnliche Resultate. Unter Ginseng schnitten Probanden bei psychomotorischen und Intelligenztests stets besser ab und zeigten bessere Lern- und Leseleistungen. Auch Versuchsmäuse lernten schneller, wenn sie mit Ginseng gefüttert wurden.
In den letzten Jahren werden Untersuchungen zur Bewertung mentaler Leistungen vornehmlich bei älteren und alten Menschen vorgenommen, um die Wirkung des Ginseng auf den Alterungsprozeß zu ergründen. Den Ergebnissen nach kann ganz generell angenommen werden, daß sich unter dem Einfluß von Ginseng Lern-, Konzentrations- und Reaktionsfähigkeit verbessern lassen und das intellektuelle Leistungsvermögen zunimmt.

Wirkung auf das endokrine System
Hier sind die Hormonsysteme angesprochen, die viele vitale Funktionen innerhalb unseres Organismus steuern, wie z.B. Stoffwechselvorgänge, Sexual- und Fortpflanzungsmechanismen, den Kreislauf, Auslösung und Übermittlung von Nervenimpulsen usw. Mit den Vorgängen, die bei Streßeinwirkung ablaufen, bestehen enge Zusammenhänge, es gibt Parallelen und Überschneidungen. Der günstige Einfluß, den Ginseng auf den gestörten Steuermechanismus der Hypothalamus-Hypophysen-Nebennierenrinden-Achse ausübt, wurde bereits angesprochen. Einer der Gründe für diese und ähnliche Wirkungseigenschaften könnte darin liegen, daß die Ginseng-Saponine in ihrer chemischen Struktur eine gewisse Verwandtschaft mit verschiedenen Hormonen aufweisen. Ob man deshalb schon von einer direkten,

hormonähnlichen Wirkung sprechen kann, bleibt dahingestellt. Möglicherweise wird die Sensibilität von Organen, die auf Hormone reagieren, erhöht. Wahrscheinlich kommt ein Teil der Wirkung auch dadurch zustande, daß die speziellen Rezeptoren an den Organen, die dort als Anlegestelle für die Hormone fungieren, von Ginseng-Wirkstoffen besetzt werden. Andererseits nimmt Ginseng aber auch, falls erforderlich, Einfluß auf die körpereigene Produktion von Hormonen. So wird z.B., wenn ein Diabetes vorliegt, ganz offensichtlich die Bildung von Insulin, dem Hormon für den Kohlehydrat-(Zucker-)stoffwechsel, gefördert. Man kann darüber hinaus von Einflüssen auf das Zentralnervensystem ausgehen, das selbst Hormone produziert, mit deren Hilfe dann nachgeordnete Hormonsysteme gesteuert werden. In diesem Zusammenhang ist auch ein wesentlicher Teil der Anti-Streß-Wirkung des Ginseng zu sehen.

Stoffwechsel

Über die sehr unterschiedlichen Wirkungseigenschaften scheint Ginseng Einfluß auf den gesamten Stoffwechsel (Metabolismus) des Körpers nehmen zu können. Auch dies geschieht im Sinne einer Harmonisierung, die sich in Bezug auf den Stoffwechsel als metabolische Balance bezeichnen läßt. So wird im Bereich des Kohlehydratstoffwechsels die Insulin-Wirkung auf den Zuckerabbau im Blut unterstützt.

Durch den günstigen Effekt auf den Fettstoffwechsel kann Ginseng mithelfen, erhöhte Cholesterin- und Triglycerid-Werte im Blut zu senken, Grundlage für den Kampf gegen die Arteriosklerose und ihre fatalen Folgen. In der Rattenleber z.B. wurde eine Stimulation des Fettsäure- und Cholesterin-Metabolismus festgestellt, bei Kaninchen, daß Aufnahme und Transport von Fetten bzw. Cholesterin beschleunigt wurden und weniger Cholesterin in das Gewebe der Aorta gelangte.

Vor allem aber scheint Ginseng den Eiweißstoffwechsel günstig zu beeinflussen, was hauptsächlich durch Unterstützung der Biosynthese von Eiweißkörpern geschehen dürfte. Auf diese Weise kann die Baustoff- und Energiequelle des Körpers nicht nur gestärkt, sondern auch besser ausgenutzt werden. Die Einflußnahme scheint ihren Anfang bereits in der verstärkten Bildung von DNS und RNS (Desoxyribo- und Ribonukleinsäure) zu haben, die als Träger der Erbinformationen in jeder Zelle vorhanden sind und prinzipiell für die Regulierung des Eiweißstoffwechsels verantwortlich zeichnen. Eine Vielzahl von experimentellen Untersuchungen haben hier wesentliche Zusammenhänge erkennbar werden lassen.

Die Unterstützung der Eiweißsynthese bildet wahrscheinlich mit den Hintergrund sowohl für den tonisierenden Effekt des Ginseng als auch für dessen Anti-Streß-Wirkung. Ebenso könnte ein Zusammenhang hergestellt werden zwischen der verstärkten Bildung von Globulinen, bestimmten Eiweißkörpern, die im Immunsystem eine Rolle spielen und der Stärkung der körpereigenen Abwehrkräfte.

Diabetes mellitus (Zuckerkrankheit)

An dieser Stoffwechselkrankheit leiden allein in der Bundesrepublik Deutschland rund 2 Millionen Menschen. Die Ursache der Erkrankung liegt meist darin, daß die Bauchspeicheldrüse zu wenig Insulin produziert. Dadurch wird die Verarbeitung der mit der Nahrung aufgenommenen Kohlehydrate gestört, was einen Anstieg des Glukose-(Zucker-)Spiegels im Blut zur Folge hat.

Wie bereits erwähnt ist Ginseng in der Lage, auf verschiedene Hormonsysteme Einfluß zu nehmen. Das trifft auch auf den Insulin-Haushalt zu, wobei wahrscheinlich sowohl die Saponine als auch andere Wirkstoffkomponenten des Ginseng eine Rolle spielen. Pharmakolo-

gische Versuche an Mäusen, Ratten und Kaninchen haben gezeigt, daß sich Blutzuckerspiegel, die infolge eines künstlich ausgelösten Diabetes stark ansteigen, durch Ginseng wieder senken lassen. Wurde Ginseng vorab gegeben, ließ sich der Anstieg des Blutzuckerspiegels abfangen. Es konnte also ein Schutzeffekt erzielt werden, den man auf eine Unterstützung der physiologischen Insulin-Wirkung zurückführte. Offensichtlich kommt es zusätzlich noch zu einer verstärkten Produktion und Freisetzung von Insulin aus der Bauchspeicheldrüse. Nicht erhöht war die Insulin-Produktion dagegen bei Versuchstieren mit normalen Insulin-Spiegeln. Wurde jedoch durch hohe Insulingaben eine Unterzuckerung, also ein rapider Abfall des Blutzuckerspiegels provoziert, stieg dieser nach Verabreichung von Ginseng wieder an. Auch hier also sind Ergebnisse zu verzeichnen, die das Wirkprinzip der Adaptogenität augenfällig unterstreichen.
Klinische Untersuchungen haben diese Erfahrungen bestätigt und erweitert. Nahmen z.B. Diabetiker Ginseng ein, konnte bei den meisten von ihnen der erhöhte Blutzuckerspiegel deutlich gesenkt werden. Oft ließ sich zusätzlich auch die Menge des sonst zur Behandlung benötigten Insulins reduzieren, was bedeutet, daß Ginseng die Wirkung des Insulins verstärkte. Der Allgemeinzustand der Diabetes-Patienten stellte sich unter Ginseng durchweg als gebessert dar. Typische Symptome, wie Ohrensausen, kalte Extremitäten, Erschöpfungszustände, Herzklopfen usw. waren vermindert bzw. traten weniger häufig auf.
Dies alles darf jedoch nicht darüber hinwegtäuschen, daß Ginseng weder in der Lage ist, einen Diabetes zu heilen, noch eine Insulin-Behandlung zu ersetzen. Wahrscheinlich aber wird er letztere unterstützen können und sich günstig auf den Allgemeinzustand auswirken.

Wirkung auf das Zentralnervensystem
Die Wirkung, die Ginseng auf das Zentralnervensystem (ZNS) ausübt, ist, wie kann es anders sein, sowohl eine anregende als auch beruhigende. Als seinen Hauptangriffspunkt nimmt man die Großhirnrinde (Kortex) an, den Teil des Gehirns, der als Sitz des Bewußtseins, der Intelligenz, des Willens und des Gedächtnisses gilt. Vom Kortex aus werden aber auch vegetative, also dem Willen nicht unterworfene Körperfunktionen reguliert.
Ginseng ist jedoch weder ein Aufputsch- noch ein Beruhigungsmittel im klassischen Sinn. Stimulierend oder dämpfend ist auch nicht so zu verstehen, daß Körperfunktionen durch verstärkte Nervenreize extrem gesteigert oder völlig unterdrückt werden. Was stattfindet, ist eine jeweils regulierende Wirkung. Und diese scheint über eine Verbesserung von Feinsteuerungs-Mechanismen zustande zu kommen, die ihrerseits als ständiger Abgleich nervaler Zentren mit einander entgegengesetzt gerichteten Aktivitäten zu verstehen sind. Deshalb tritt auch unter Ginseng, anders als bei den sog. Stimulanzien, wie z.B. bei Amphetaminen oder Koffein, keine Überreizung oder subjektiv empfindbare Aufgeregtheit ein. Im Vergleich zu sedierenden Mitteln macht Ginseng nicht müde. Ebensowenig sind emotionale Störungen zu erwarten, und der Schlafrhythmus bleibt ungestört.
Ginseng kann einerseits die Wirkungen von Mitteln, die ruhigstellen, wie die von Barbituraten oder Alkohol blokkieren. Er kann andererseits aber auch einem gesunden Schlaf durchaus förderlich sein. Er macht wacher hinsichtlich der Konzentrations-, Aufnahme-, Reaktions- und Leistungsfähigkeit. Seine beruhigende Wirkung wird sich dagegen bei Überreizungen, Streßsituationen usw. bemerkbar machen.
In dieser Beschreibung läßt sich das Prinzip der Adaptogenität unschwer wiedererkennen, das Prinzip der Stärkung durch Harmonisierung, man kann auch sagen,

durch Ausbalancieren. Welche Mechanismen letztlich für diese Wirkungsqualitäten verantwortlich sind, schält sich erst nach und nach heraus. Man ist einigen auf der Spur, aber nicht immer lassen sich auch die logischen Zusammenhänge herstellen. Konkrete Hinweise gibt es z.B. darauf, daß Ginseng einen unspezifischen Einfluß auf den Stoffwechsel von Nervenzellen ausübt. Darüber hinaus scheint eine Wirkung auf Transmittersubstanzen zu bestehen, die im Gehirn und entlang der Nervenbahnen für die korrekte Weiterleitung von Impulsen verantwortlich sind. Hier wird wieder ein direkter Zusammenhang mit den Einflüssen auf verschiedene Hormonsysteme deutlich. Inzwischen konnte sogar nachgewiesen werden, daß Ginseng die von dem Nerven-Wachstumsfaktor NGF initiierte Bildung von Neuriten (Nervenfortsätze) außerordentlich beschleunigt.
Daß es Wirkungen auf das ZNS gibt, wurde schon kurz nach der Jahrhundertwende festgestellt. Was jedoch immer wieder irritierte, waren die beschriebenen Gegensätzlichkeiten der Effekte. Als man dann in der Lage war, die einzelnen Wirkstoffe aus der Wurzel zu isolieren, fand man sehr bald heraus, daß es unter den Ginsenosiden tatsächlich solche gab, die stimulierend, andere, die beruhigend wirkten. Als für die anregende Wirkung verantwortlich wurde z.B. das Saponin Rg_1 erkannt, während Rb_1, Rb_2, Rc und Re der Gruppe zuzuordnen sind, die den eher beruhigenden Einfluß ausüben. Auch weiß man inzwischen, daß an der Wirkung des Ginseng auf das ZNS noch andere Wirkstoffe beteiligt sind, die nicht zu den Saponinen gehören. Versuche an Muskel- und Nervenzellen ergaben, daß Ginseng den Natrium- und Kalium-Transport durch die Zellmembran und damit nicht zuletzt den Stoffwechsel innerhalb der Zellen beeinflußt.
Wie schwer es ist, die Wirkung des Ginseng auf das ZNS zu beurteilen, zeigen auch die Ergebnisse von Tierversuchen, in deren Verlauf man die Dosen stark variierte.

Dabei fand man, daß bei niedrigen bzw. normalen Dosen die aktivierende, bei sehr hohen Dosen dagegen die beruhigende Wirkung im Vordergrund stand.

Depressionen und andere psychische Störungen

Depressionen sind psychische Störungen, die durch Gefühle der Hoffnungslosigkeit und inneren Leere, durch Willens- und Antriebsschwäche, Unfähigkeit zur Freude oder Trauer usw. charakterisiert sind. Diese Störungen können gelegentlich und in leichter Form auftreten, sind häufig aber auch in schwerer Ausprägung zu beobachten. Therapien mit sog. Antidepressiva sind häufig erfolgreich, haben aber den großen Nachteil, daß die verwendeten Medikamente schwere Nebenwirkungen hervorrufen können. Eine Alternative ist nach wie vor nicht in Sicht. Auch der Ginseng bietet hier keinen Ersatz. Er kann allerdings, zumindest was die leichten Fälle betrifft, einen gewissen unterstützenden Beitrag leisten. Das trifft vor allem auch in der Gerontologie auf die Betreuung und Behandlung alter Menschen zu.

Ginseng besitzt, soweit bisher bekannt ist, keine direkt antidepressiven Wirkungseigenschaften. Da er jedoch ganz allgemein die Körperfunktionen unterstützen und verbessern kann, dürfte sich allein unter dieser Prämisse eine gewisse Besserung des Gemütszustandes erreichen lassen. Denn wenn sich z.B. Schlafqualität, Geisteszustand und körperliche Aktivität günstig beeinflussen lassen, wird sich das auch auf den durch Depressionen oft starkt beeinträchtigten Allgemeinzustand vorteilhaft auswirken, ein Effekt, der sich natürlich bei psychischen Störungen leichterer Art schon viel eher positiv bemerkbar machen dürfte.

Bestätigt wurde dies durch eine klinische Untersuchung, an der 30 Patientinnen teilnahmen, die alle an unterschiedlichen psychosomatischen und psychovegetativen

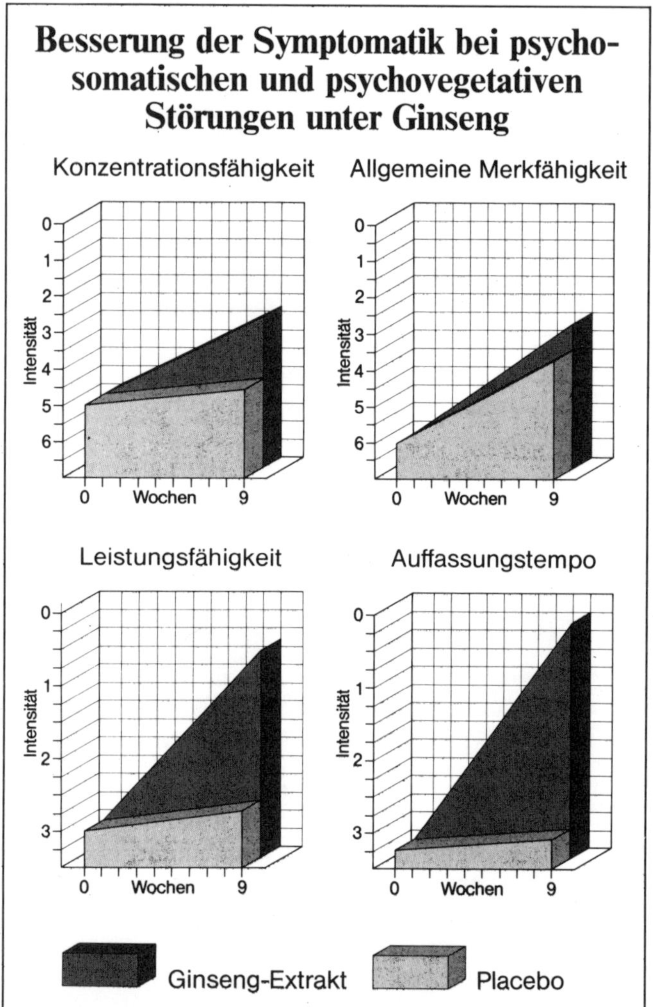

Abbildung C: Die Patientinnen erhielten 9 Wochen lang täglich 2 x 0,5 g Ginseng-Extrakt, später ebenso lang ein Placebo (Scheinpräparat). Die Bewertung erfolgte durch direkte Beobachtung und Testverfahren aus der Psychiatrie. Die Punkteskala auf der Senkrechten gibt die Intensität der geprüften mentalen Leistungseigenschaften zu Beginn und am Ende der Untersuchungen wieder. (Nach Bettermann).

Störungen litten. So lagen z.B. Erschöpfungs- und depressive Versagenszustände, Antriebsarmut nach Alkohol- und Tabletten-Mißbrauch, psychovegetative Kreislaufdysregulationsbeschwerden und unphysiologische Beschwerden in und nach dem Klimakterium vor. Behandelt wurde neun Wochen lang mit Ginseng-Extrakt, und zwar mit zweimal einem halben Gramm täglich. Der Erfolg drückte sich vor allem in einer günstigen Beeinflussung der Streßsymptome wie Nervosität, unzeitige Müdigkeit, mangelnde Merkfähigkeit, Konzentrationsschwäche sowie der psychogen bedingten Kreislaufdysregulationsbeschwerden aus. Abbildung C zeigt beispielhaft die eingetretene Besserung der Symptomatik.

Wirkung auf die Sexualfunktion

An anderer Stelle wurde bereits unmißverständlich darauf hingewiesen, daß Ginseng nicht als ein Aphrodisiakum anzusehen ist, das Libido und Potenz direkt anregt bzw. steigert, auch wenn die alten Chinesen ihm entsprechende Wirkungseigenschaften zuschrieben. Die moderne Wissenschaft geht mit solchen Aussagen vorsichtiger um, eine Haltung, die schon allein deswegen begrüßenswert ist, weil sie dem Ginseng hilft, sich aus einer Ecke herauszuhalten, in die er in Wirklichkeit nicht gehört.

Andererseits lassen sich aber auch Untersuchungsergebnisse, die scheinbar in ebendiese Richtung weisen, nicht einfach abtun. Sie sollten jedoch eher als Wirkung auf die Sexual- bzw. Fortpflanzungsfunktion definiert werden, denn solche Wirkungseigenschaften waren aufgrund der chemischen Verwandtschaft der Ginseng-Saponine mit verschiedenen Hormonen, auch zu den Östrogenen, sogar zu erwarten gewesen. So zeigten z.B. Mäuse unter Ginseng einen beschleunigten Reifungsprozeß der Eierstöcke sowie eine zeitliche Ausdehnung des Deckaktes,

und künstlich erzeugbare Zyklusstörungen ließen sich verhindern. Auch bei Kaninchen wurde ein beschleunigter Reifungsprozeß der Sexualorgane beobachtet, außerdem eine verlängerte Lebenszeit der Spermien. In den Hoden von Ratten kam es unter Ginseng zu einer verstärkten Neubildung von Spermien.
Im klinischen Versuch konnten bei männlichen Patienten, die unter Störungen der Spermienproduktion litten, Verbesserungen erzielt werden, die sich in der Weise manifestierten, daß sich nicht nur verstärkt Spermien neu bildeten, sondern diese auch eine bessere Beweglichkeit aufwiesen.

Immunsystem und Widerstandskraft

Mit dem Immunsystem stehen dem menschlichen Körper verschiedene Abwehr- und Schutzmechanismen zur Verfügung, mit deren Hilfe körperfremde Stoffe, sobald sie in den Organismus eingedrungen sind, aufgespürt, als gefährlich erkannt und unschädlich gemacht werden können. Zu den körperfremden Stoffen, die üblicherweise als gefährlich erkannt und bekämpft werden, gehören selbstverständlich auch Mikroorganismen als Krankheitserreger.
Obwohl Ginseng keine direkt antibakteriellen oder gegen Viren gerichtete Wirkungseigenschaften besitzt, scheint sich doch ein gewisser Schutzeffekt gegenüber verschiedenen Krankheitserregern aufzubauen. Dabei ist es denkbar, daß nicht nur unspezifische, also gegen jede Art von Eindringlingen gerichtete Immunreaktionen unterstützt werden, sondern auch die Bildung ganz spezifischer Antikörper. Ein nicht zu unterschätzender Anteil beim Zustandekommen der verbesserten Immunabwehr dürfte allerdings auch auf die allgemein stabilisierende und kräftigende Wirkung des Ginseng und den auf diese Weise verstärkten Schutz vor Streßauswirkungen zurückzuführen sein. Denn für den Körper stellt sich eine In-

fektion immer auch als Streßzustand dar, gegen den es sich mit allen Mitteln zur Wehr zu setzen gilt. Man könnte hier also von einer konzertierten Aktion zum Schutz vor Infektionskrankheiten sprechen, die sich sicher nicht nur bei banalen Infektionen wie Erkältungen, sondern z. B. auch im Zusammenhang mit der jährlichen Grippe-Saison auszahlen dürfte.
In Tierversuchen konnten die Wirkansätze zum Immunschutz natürlich in einem wesentlich erweiterten Rahmen untersucht werden. So hatten z. B. Mäuse unter Ginseng gegen spezielle, für sie sehr infektiöse Viren, zu einem hohen Prozentsatz einen sicheren Schutz entwickelt. Möglicherweise wird die Produktion von Interferon, einem körpereigenen Stoff, der auf indirektem Wege Immunität herstellen kann, angeregt. Die Überlebenszeit von Mäusen, die mit Trypanosomen, gefährlichen einzelligen Blutparasiten infiziert wurden, konnte durch Ginseng deutlich verlängert werden. Bei Hunden, die mit anderen Parasiten infiziert worden waren, ließ sich durch Verfütterung von Ginseng deren Produktion von Eiern und Larven deutlich verringern. Sogar gegenüber Tumorzellen wurde ein verbesserter Immunschutz beobachtet. Und im Rahmen einer serologischen Untersuchung stellte sich heraus, daß Ginseng bei akuter Virus-Hepatitis (Typ B) die sonst übliche Behandlung vorteilhaft unterstützen und so mithelfen konnte, den Übergang ins chronische Stadium zu verhindern.
Auch Allergien sind Reaktionen des Immunsystems, allerdings solche, die in ihrer Abwehrreaktion gegenüber körperfremden Stoffen weit über das Ziel hinausschießen und dabei den Körper, der eigentlich geschützt werden soll, selbst schädigen. Allergien haben in den letzten Jahren stark zugenommen. Deswegen mag es interessant sein festzustellen, daß Ginseng möglicherweise in der Lage ist, die Allergie-Neigung ganz allgemein herabzusetzen. Dies ist sicher ein Aspekt, der vor dem Hinter-

grund an Bedeutung gewinnt, daß die immer noch weiter zunehmende Umweltverschmutzung durch eine große Anzahl allergen wirkender Stoffe mitverursacht wird.

Ginseng in der Rekonvaleszenz

Die vielfältigen Wirkungsqualitäten lassen, insgesamt und im Zusammenhang gesehen, den Schluß zu, daß Ginseng gerade auch in der Rekonvaleszenz, also der Gesundungsphase nach einer Krankheit, von besonderem Wert sein könnte. Dabei wird es weniger darauf ankommen, welche Krankheit es war, die gerade überwunden wurde, sondern vielmehr darauf, alle noch vorhandenen Kräfte schnellstmöglich zu mobilisieren bzw. neue aufzubauen. Wahrscheinlich findet eine Art Bündelung der positiven Effekte statt, ein Vorgang, bei dem die unterstützende und stabilisierende Wirkung auf Herz und Kreislauf, den Stoffwechsel und das Immunsystem sowie die Anti-Streß-Wirkung eine zentrale Rolle spielen dürften.

Man wird also davon ausgehen können, daß Ginseng tatsächlich in der Lage ist, den Genesungsprozeß günstig zu beeinflussen und die Wiederherstellung der vollen körperlichen und geistigen Leistungsfähigkeit zu beschleunigen. Gestützt wird diese Einschätzung durch eine Untersuchung, an der 120 Patientinnen teilnahmen. Nach einer gynäkologischen Operation, der sich alle Patientinnen unterzogen hatten, nahm die Hälfte von ihnen neben den sonst verordneten Medikamenten drei Wochen lang zusätzlich ein Ginseng-Präparat ein. Im Verhätlnis zu den restlichen Patientinnen, die anstelle des Ginseng nur ein Placebo (Scheinpräparat) erhielten, waren in der Ginseng-Gruppe nicht nur eine schnellere Zunahme der roten Blutkörperchen zu beobachten, sondern auch günstigere Zucker- und Cholesterin-Spiegel im Blut festzustellen sowie eine raschere Zunahme des Körpergewichts.

Solche zweifellos vorteilhaften Wirkungseigenschaften dürfen jedoch keinesfalls in der Weise interpretiert werden, daß Ginseng in der Lage wäre, eine vom Arzt verordnete Therapie ersetzen zu können, weder im Verlauf der Krankheit noch in der Phase der Rekonvaleszenz. Es sollte sich auch niemand versucht fühlen, eine entsprechende Medikamenteneinnahme zu vernachlässigen oder gar eigenmächtig abzusetzen.

Haut und Haar

Ein guter Gesundheitszustand wird immer auch mit einem ansprechenden Äußeren verbunden sein. In diesem indirekten Sinne ist von Ginseng durchaus ein gewisser kosmetischer Effekt zu erwarten. Möglicherweise gibt es sogar eine direkte Wirkung sowohl auf die Haut als auch auf das Haar. So war z.B. bei älteren Menschen, die Ginseng einnahmen, ein Rückgang des Haarausfalls zu beobachten. Ebenfalls bei älteren Menschen verringerte sich, diesmal unter lokaler Anwendung von Ginseng-Präparationen, nicht nur die Trockenheit, sondern auch die Faltigkeit der Haut. Desgleichen ließen sich Überpigmentierungen und Verhornungen der Haut reduzieren, und die elastischen Fasern des Bindegewebes erfuhren eine Kräftigung. Setzte man Kaninchen auf eine spezielle Ginseng-Diät, schlug sich dies sogar in einem besseren Wachstum und Glanz des Felles nieder.
In speziellen Untersuchungen wurde beobachtet, daß das Haar Ginseng-Saponine dreimal besser aufnahm als Kollagenhydrolysat und somit eine erhöhte Festigkeit und Spannkraft erhielt. Es kann nicht ausgeschlossen werden, daß Ginseng die Bioaktivität der Haut günstig beeinflußt. Offensichtlich hat man auch erste positive Ergebnisse bei der Behandlung von Akne und Pruritus (Hautjucken) erzielt.

Magen-Darm-Trakt

Lange bevor man die besonderen Wirkungseigenschaften der Saponine, wie sie als Stoffgruppe im Ginseng vorkommen, näher erforschte, kannte man bereits deren „seifenähnliche“ Eigenschaften. In der Tat kommt es zu einer heftigen Schaumentwicklung, wenn man versucht, Saponine mit Wasser zu mischen, denn sie sind, wie man sagt, oberflächenaktiv.

Hier spielt sich kein chemischer, sondern ein physikalischer Vorgang ab, der z. B. auch bewirkt, daß die mit der Nahrung aufgenommenen Fette feiner verteilt in den Darm gelangen. Hierdurch wird außerdem ein besserer Kontakt zu den fettspaltenden Enzymen hergestellt, deren Reaktionen dann schneller ablaufen können.

Auch die Aufnahme der Fett-Teilchen durch die Darmwand wird erleichtert. Gebremst wird dagegen die Aufnahme von Zucker durch den Darm, was vor allem für Diabetiker von Bedeutung ist. Insgesamt gesehen weisen diese Wirkungseigenschaften der Saponine in Richtung einer Verbesserung der Verdauung, zumal auch festgestellt wurde, daß sich die Motilität, also die Beweglichkeit von Magen und Darm unter Ginseng erhöht.

Augen

Es gibt bisher nur sehr wenige Untersuchungen, die sich mit der Wirkung des Ginseng auf die Augen beschäftigten. Was festgestellt wurde, ist, daß sich schon nach einmaliger Einnahme eines Ginseng-Extraktes die Sehschärfe verbesserte. Dieser Effekt baute sich langsam auf und hielt über mehrere Stunden an.

Zudem scheint Ginseng die Hell-Dunkel-Adaption des Auges zu beschleunigen, was bedeuten würde, daß sich das Auge schneller an das Sehen bei Dunkelheit gewöhnen könnte.

Schutz gegen Strahlungseinwirkungen
Eine Wirkungskomponente, auf die bereits an anderer Stelle hingewiesen wurde, soll hier ausführlicher dargestellt werden. Es handelt sich um den verbesserten Schutz vor Strahlenschäden. Im engeren Sinne sind zunächst Auswirkungen gemeint, die bei einer Therapie mit ionisierenden Strahlen in mehr oder weniger starkem Umfang entstehen können. Der medizinische Einsatz solcher Strahlen, denen die Patienten direkt ausgesetzt werden, konzentriert sich im wesentlichen auf die Beherrschung von Krebsleiden, wobei selbstverständlich stets sorgsamst der zu erwartende Nutzen gegenüber einer möglichen Schädigung abzuwägen ist.
Bekanntlich können unter einer solchen Strahlenbehandlung nicht nur örtlich und oberflächlich Entzündungen entstehen und Verbrennungen auftreten. Je nach Art, Stärke und Häufigkeit der Bestrahlung, je nach Lokalisation und Umfang der bestrahlten Körperregionen sowie in Abhängigkeit vom Zustand der Patienten kann es zu Schäden am blutbildenden System, am Stoffwechsel, am Immunsystem usw. kommen. Ginseng scheint hier, was sowohl Tierversuche als auch klinische Untersuchungen vermuten lassen, einen gewissen schützenden Einfluß auszuüben. So fand man heraus, daß Zellen aus der Leber von Mäusen, wenn diese mit Ginseng behandelt wurden, gegen Strahlenschäden besser geschützt waren. Auch bei Kaninchen wurde ein entsprechender Schutzeffekt nach Verabreichung der Ginsenoside Rb_1, Re und Rg_1 festgestellt.
Bei Mäusen und Ratten verlängerte sich unter Ginseng die Überlebenszeit, wenn sie hohen Strahlendosen ausgesetzt wurden, während sich bei Ratten die Mastzellen der Haut, die für die Immunabwehr wichtig sind, nach einer Strahlenschädigung rascher wieder erholten. Ebenso ließ sich eine schnellere Erholung der blutbildenden Organe bei Mäusen feststellen, was an der Anzahl der Erythro-

zyten, Leukozyten und Thrombozyten sowie am Milzgewicht ablesbar war.
Im Rahmen klinischer Erhebungen wurden ähnlich günstige Effekte auf das Blutbild auch bei Krebspatienten, die sich einer Strahlentherapie unterziehen mußten, beobachtet. Die erhöhte Körpertemperatur konnte gesenkt werden, und der Appetit verbesserte sich.
Untersuchungen hinsichtlich eines möglichen Schutzes durch Ginseng vor geringgradigen, aber häufigeren bzw. langdauernden Strahlenbelastungen, wie das in Röntgenlabors oder im Umgang mit radioaktiven Substanzen, z.B. in der Medizin, in Kernkraftwerken, Wiederaufbereitungsanlagen usw. der Fall sein kann, scheint es noch nicht zu geben. Dies gilt ebenso für den Umgang mit technischen Prüfmethoden, bei denen radioaktive Substanzen verwendet werden.
Interessant wäre es auch zu wissen, ob möglicherweise ein gewisser Schutzeffekt gegenüber Belastungen zu erwarten ist, wie sie z.B. bei der Kontamination von Nahrungsmitteln, des Trinkwassers oder des Bodens durch radioaktive Partikel entstehen können. In diesem Zusammenhang ist man jedoch nach wie vor auf Vermutungen angewiesen. Deswegen sollen an dieser Stelle auch keine Spekulationen angestellt werden, die über die Ergebnisse der oben angeführten Akutversuche hinausgehen.

Krebsleiden

Auch an dieser Stelle erscheint es angebracht, darauf hinzuweisen, was Ginseng nicht ist, nämlich ein Heilmittel für Krebserkrankungen. Krebs tritt sehr häufig bei Personen auf, deren Abwehrkräfte stark geschwächt sind. Oft haben auch psychische Belastungen einen nicht unerheblichen Anteil an der Entstehung des Leidens. Ist die Krankheit selbst schon außerordentlich kräftezehrend, stellt die notwendige Therapie, die in der Regel aus sehr starken zytostatisch wirkenden Medikamenten und

Bestrahlungen besteht, eine zusätzliche Belastung für den geschwächten Organismus dar. Praktisch immer ist die Krebstherapie von heftigen Nebenwirkungen begleitet, die ihrerseits die Widerstandskräfte des geschwächten Körpers noch weiter mindern. Außerdem muß man davon ausgehen, daß stets auch das Immunsystem in Mitleidenschaft gezogen wird.
Was nun den Zusammenhang von Krebserkrankungen mit Ginseng betrifft, so sollte man sich nicht in Versuchung führen lassen, in letzterem mehr zu sehen als ein Mittel, das eventuell dazu beitragen kann, die stark verminderten Körper- und Abwehrkräfte verbessern zu helfen. Wahrscheinlich wird es möglich sein, verschiedene Organfunktionen zu unterstützen. Wie an anderer Stelle ausgeführt, kann Ginseng z. B. die Entgiftungsfunktion der Leber intensivieren, das Immunsystem stärken, die Blutbildung anregen, Kreislauf und Nervensystem stabilisieren sowie körperlichen und geistigen Erschöpfungszuständen entgegenwirken. Das ist eine ganze Menge und muß als generelle Verbesserung der gesundheitlichen Basis und des Allgemeinzustandes gesehen werden.
Erst nach dieser Klarstellung läßt sich ein nüchterner Blick auf Wirkungselemente werfen, die Wachstum und Ausbreitung von Krebszellen direkt betreffen. So konnte bei Mäusen durch eine Nicht-Saponin-Fraktion der Ginseng-Wirkstoffe das Zellwachstum bestimmter Leukämie- und Sarkom-Arten gehemmt werden. Petroläther- und alkoholische Ginseng-Extrakte waren wirksam gegen unterschiedliche Karzinom-Arten des Knochenmarks bei Maus und Ratte. Bei Ratten konnte außerdem eine Hemmung von Magen- und Zwölffingerdarm-Tumoren, die künstlich ausgelöst werden können, beobachtet werden.
Die Langzeitgabe von Ginseng-Pulver verringerte die Häufigkeit des Auftretens von Krebstumoren bei Mäusen

und Ratten. Auch Leber- und Lungen-Tumore, deren Entstehung bei Mäusen durch Gifte zu provozieren ist, wurden sowohl in ihrer Häufigkeit reduziert als auch in ihrem Wachstum gehemmt. Und die Lebenszeit von Mäusen, die mit Krebszellen infiziert worden waren, ließ sich durch Ginseng-Gaben deutlich verlängern. Zudem wurde beobachtet, daß Ginseng die Wirkung von Medikamenten, die zur Krebsbekämpfung eingesetzt werden, verstärkte bzw. deren Nebenwirkungen verringerte.
Auf der Suche nach einem möglicherweise direkt gegen den Krebs gerichteten Wirkungsmechanismus fand man lediglich heraus, daß Ginseng die Aktivität der natürlichen Killer-Zellen und Makrophagen (Freßzellen) erhöht, also die Kampfkraft von bestimmten weißen Blutkörperchen, die Teil der unspezifischen Abwehr des Immunsystems sind, stärkt.
Manches, was im Tierversuch ermittelt wurde, ließ sich, zumindest teilweise und soweit dies vertretbar war, auch bei klinischer Anwendung verifizieren. Bei vielen Patienten, die an verschiedenen Krebserkrankungen (Brust, Dickdarm, Eierstöcke) litten, wurde z.B. folgendes beobachtet: Unter einer bis zu 90 Tage dauernden Einnahme von Ginseng hatten sich die subjektiven Symptome, das Blutbild (Anämie, Leukozyten, Lymphozyten) und der Allgemeinzustand gebessert. Von einer Reihe weiterer Patienten mit Magen-, Dickdarm- und Pankreas-Krebs reagierten ca. 70 % positiv auf eine etwa 3 Monate dauernde Einnahme (Prostisol). Es besserte sich nicht nur der Appetit der Patienten, auch die Symptome waren abgemildert. Es trat auch keine Zustandsverschlechterung ein, und die Nebenwirkungen der üblichen medikamentösen Krebstherapie waren zurückgedrängt. Außerdem erhöhte sich die Zahl der Lymphozyten, einer Art der weißen Blutkörperchen, die ebenfalls ein wichtiges Glied in der Kette der Immunreaktionen darstellen.

Ginseng und das Alter
Die Menschen in den modernen, hochtechnisierten Industriegesellschaften werden heute immer älter. Das hat zur Folge, daß sich die Altersstruktur der Bevölkerung verändert und die Zahl der alten Menschen in Zukunft noch weiter ansteigen wird. Mit zunehmendem Alter stellen sich jedoch in den allermeisten Fällen auch zusätzliche Beschwerden und Krankheiten ein, mit denen der alte Mensch dann möglicherweise noch eine erkleckliche Anzahl von Jahren leben und fertigwerden muß. Nicht zuletzt vor diesem Hintergrund wird Ginseng immer wieder als wirksames Mittel gegen das Altern beschrieben und angeboten. Behauptungen dieser Art sollte man jedoch mit größter Vorsicht begegnen, denn selbstverständlich kann Ginseng das Altern nicht verhindern. Auch die oft zitierte Lebensverlängerung läßt sich ruhigen Gewissens nicht vertreten. Wenn jedoch der Vorgang des Alterns mit dem zunehmenden Nachlassen von Organfunktionen, der Widerstandskraft und der Anpassungsfähigkeit des Körpers an Umweltfaktoren zu definieren ist, dann wird Ginseng mit seinen Wirkungseigenschaften wahrscheinlich mithelfen können, die Intensität dieses Prozesses zu verringern. Entsprechend günstig wird sich der Effekt auf den körperlichen und geistigen Zustand ganz allgemein darstellen.
Man wird also sagen können, daß sich die Auswirkungen des Alterns in gewissem Maße mildern lassen, ein sicht- und spürbares Ergebnis, das sich letztlich aus einer Vielzahl von speziellen und übergreifenden Wirkansätzen, wie z.B. der Verbesserung des Eiweißstoffwechsels, der Unterstützung des Zell- und Gewebestoffwechsels oder aus der Stärkung des Immunsystems zusammensetzt. Wenn, um ein lebensnahes Beispiel zu nennen, sich mit zunehmendem Alter die Cholesterinwerte im Blut erhöhen, wird Ginseng sich hier als Bremser im positiven Sinne auswirken können.

Kaum abschätzbar dürfte vor allem auch der Gewinn an Lebensqualität sein, der sich wahrscheinlich durch die Unterstützung mentaler Fähigkeiten, wie z.B. Aufnahme- und Konzentrationsfähigkeit, Gedächtnisleistung usw. erzielen läßt. Da diese Fähigkeiten mit fortschreitendem Alter bekanntlich abnehmen, wird sich eine günstige Beeinflussung stets vorteilhaft, nicht nur auf die psychische Verfassung des Betroffenen, sondern letztlich auch auf dessen Allgemeinzustand auswirken.
Natürlich hat man auch versucht, mit Hilfe spezieller Untersuchungen direkte Einwirkungen auf den Alterungsprozeß sichtbar zu machen. So ließ sich z.B. feststellen, daß Ginseng-Wirkstoffe, die nicht zu den Saponinen zählen, in der Lage sind, Degenerationserscheinungen von Geweben, wie sie für das Altern typisch sind, im Modellversuch zu verhindern. In dieselbe Richtung weist ein Ergebnis, das eine Verbesserung der Toleranz gegenüber anaeroben, d.h. unter Luftabschluß verlaufenden Oxydationsvorgängen in Vorstufen von Bindegewebszellen zeigte. Ebenso scheint es, daß das Immunsystem durch eine Verzögerung der Zelldegeneration sowie durch Anregung des Zellstoffwechsels und der Zellneubildung unterstützt wird.
Es gibt außerdem gute Gründe für die Annahme, daß Ginseng auch dem mit dem Alter gekoppelten Nachlassen bestimmter Enzymaktivitäten entgegenwirkt. Da verwundert es schon gar nicht mehr, wenn festgestellt wurde, daß Ginseng die Wirkungen des Vitamin E unterstützt, das z.B. für die Funktionstüchtigkeit von Nerven und Muskulatur unentbehrlich ist.

Sonstige Wirkungseigenschaften

Betrachtet man Vielzahl und Vielfältigkeit der Wirkungseigenschaften des Ginseng, aus denen sich letztlich das Gesamtwirkungsbild zusammensetzt, wird man ihm eine gewisse Achtung nicht verwehren können. Die Auflistung der Eigenschaften wird jedoch zwangsläufig unvollständig bleiben, da man zwar immer wieder neue Effekte beobachtet, diese aber nicht sofort auch eingehend untersuchen kann. Wenigstens einige von ihnen sollen, wenn auch nur stichwortartig, zum Abschluß erwähnt werden. So gibt es z. B. Hinweise auf eine entzündungshemmende sowie fiebersenkende Wirkung, außerdem wurde ein schmerzstillender Effekt beobachtet. Im Modellversuch ließ sich die Erhöhung des Harnsäurespiegels im Blut, Kennzeichen einer Gicht, verhindern, und bei Rheuma-Patienten war eine Linderung der Gelenkneuralgien festzustellen. Einen Besserungseffekt registrierte man auch bei der sog. Lateralitäts-Instabilität, einer Koordinationsstörung zwischen rechter und linker Gehirnhälfte, die unter anderem zu Stottern und Bettnässen führen kann. Dies werden sicher nicht die letzten Wirkungseigenschaften gewesen sein, auf die man gestoßen ist. Man darf gespannt sein, was die Zukunft noch bringen wird.

Teil 4

Ginseng wann, wieviel, wie lange und andere praktische Hinweise

Wo Ginseng heute zur Anwendung kommt

Betrachtet man die ungeheuere Breite der Wirkungsbereiche, wie sie in den vorausgegangenen Kapiteln dargestellt wurden, dürfte es schwerfallen, sich den Ginseng als Therapeutikum für einzelne, ganz bestimmte Krankheiten vorzustellen. In der Tat ist er das auch nicht, denn, um es noch einmal zu sagen, seine Wirkung ist weniger auf einzelne Organe gerichtet, sondern erstreckt sich praktisch auf den gesamten Organismus.
Nach dem Prinzip der Adaptogenität, das nicht zuletzt auf dem Zusammenwirken bzw. dem gegenseitigen „Austarieren" der unterschiedlichen Wirkungsqualitäten beruht, wird Ginseng eher im Sinne einer allgemeinen Regulierung, Normalisierung und Stabilisierung wirksam werden.
Es entsteht ein positiver Effekt auf die Gesamtfunktionalität des Organismus, so daß sich, in Verbindung mit der Aktivierung der körpereigenen Abwehrkräfte, die Fähigkeit des Körpers verbessert, sich belastenden Einflüssen von außen besser anpassen zu können. Die Widerstandskraft wird erhöht und die Regenerationsfähigkeit unterstützt, woraus sich bei uns in der westlichen Welt für den Einsatz des Ginseng zwei Schwerpunkte ergeben, nämlich die Prophylaxe, also der vorbeugende Einsatz sowie die Verwendung in der Rekonvaleszenz. Denn die Verbesserung der physischen und psychischen Belastbarkeit, die Minderung von Streßauswirkungen, die Unterstützung von Stoffwechsel, Herz, Kreislauf und Nerven dürfte sowohl den Schutz vor Krankheiten verbessern als auch die Kräftigung des Körpers nach einer Krankheit beschleunigen.
Ginseng ist also, so ungewohnt das auch klingen mag, nicht als Arzneimittel gegen Krankheiten, sondern als Mittel für eine bessere Gesundheit zu begreifen. Das heißt aber auch, daß dort, wo nichts zu verbessern ist,

keine weitergehenden Wirkungen erwartet werden können. Ein gesunder Mensch wird sich durch Einnahme von Ginseng kaum noch gesünder fühlen. Geht man jedoch davon aus, daß sich eine unterstützende Stabilisierung der Gesundheit letztlich auch in einem verbesserten Schutz vor Erkrankungen niederschlägt, wird er aller Wahrscheinlichkeit nach trotzdem davon profitieren.

Diese Überlegung könnte vor dem Hintergrund, daß die weiter zunehmenden Umweltbelastungen den Körper zwangsläufig mit immer neuen Streßsituationen konfrontieren, durchaus an Bedeutung gewinnen. Möglicherweise ist, z.B. durch die massive Luft- und Bodenverschmutzung, die häufige Lärmbelastung, den stetig ansteigenden Leistungsdruck usw., schon manches in unserem Körper durcheinander geraten. Wir wissen, daß der Organismus die Auswirkungen solcher Streßsituationen oft über lange Zeit kompensieren, also ausgleichen kann, bevor spürbare Beschwerden auftreten. Gerade solche Situationen aber wären im Sinne der Vorbeugung ein klassisches Anwendungsgebiet für den Ginseng mit seiner adaptogenen, harmonisierenden Wirkung.

In der Mehrzahl der Fälle ist er allerdings bisher erst dann zur Anwendung gekommen, wenn sich entsprechende Symptome bereits mehr oder weniger deutlich bemerkbar gemacht hatten, wie z. B. ein Nachlassen der Konzentrations- und Merkfähigkeit, häufige Gereiztheit, Nervosität oder Erschöpfungszustände sowie eine allgemeine Leistungsminderung.

Genau diese Erscheinungen sind jedoch auch symptomatisch für den Alterungsprozeß, wenn Leistungsfähigkeit und Widerstandskraft generell abnehmen. Die Möglichkeit, dem eventuell in gewisser Weise vorbeugen zu können, sollte einen Gedanken wert sein. Denn was die Wirkung von Ginseng in diesem Zusammenhang ausmacht, dürfte nicht nur die Mobilisierung und ökonomischere Ausnutzung noch vorhandener Energien sein, sondern auch der Aufbau neuer Reserven, sowohl hinsichtlich der körperlichen als auch der geistigen Kräfte.

Wer Ginseng einnehmen kann

Ginseng kann prinzipiell von jedem und unabhängig vom Alter eingenommen werden. Er kann schon Kindern zur Stärkung des heranwachsenden Organismus gegeben werden, z. B. wenn die Anforderungen in der Schule als Belastung empfunden werden. Und in den sog. besten Jahren wird Ginseng den Körper sicherlich ebenso gut in der Abwehr von Krankheiten unterstützen können wie im Alter. Hinzu kommt, daß im überaus aktiven mittleren Lebensabschnitt die Gefahr einer Beeinträchtigung der Gesundheit durch Streß besonders hoch einzuschätzen ist. Auch für die Einnahme im Alter gibt es praktisch keine Beschränkungen.
Krankheiten, die eine Verwendung von Ginseng absolut ausschließen, scheint es, soweit bekannt ist, nicht zu geben. Dabei kann er in der akuten Krankheitsphase ebenso eingenommen werden wie in der Rekonvaleszenz oder bei chronischen Erkrankungen. In keinem Fall allerdings sind dabei die vom Arzt verordneten Medikamente und Maßnahmen zu vernachlässigen. Ohnehin sollte bei Vorliegen einer Krankheit zur Einnahme von Ginseng immer auch der Arzt gehört werden.

Wieviel Ginseng und wie lange

Wie die meisten pflanzlichen Heilmittel, entfaltet auch Ginseng seine volle Wirkung erst nach und nach. Deshalb wird im allgemeinen eine kurmäßige Anwendung über 1–3 Monate etwa 2mal im Jahr empfohlen. Zu Beginn sollte die Tagesdosis bei einer Menge liegen, die in etwa 3 Gramm einer getrockneten Ginseng-Wurzel (reiner Ginseng) entspricht. Sie kann dann nach gut einer Woche auf ca. die Hälfte reduziert werden. Für die erste Woche sind das, legt man einmal die Produkte des koreanischen „IL HWA Ginseng" zugrunde, folgende Mengen pro Tag:

2 gestrichene Meßlöffel	Ginseng-Extrakt (für 2x1 Tasse Tee)
oder	
2 gehäufte Meßlöffel	Ginseng-Granulat (für 2x1 Tasse Tee)
oder	
2 gehäufte Meßlöffel	Ginseng-Pulver (zum Einnehmen, Auflösen in Fruchtsäften, Einstreuen in Joghurt, Salate usw.)
oder	
6 Ginseng-Kapseln	(mit je 0,5 g, zum Schlucken)
oder	
1–2 cm Ginseng-Honigwurzel (zum Kauen)	

Es empfiehlt sich, die Tagesdosis in jeweils zwei bzw. mehreren Einzeldosen über den Tag verteilt einzunehmen.
In der Bundesrepublik Deutschland wird Ginseng von mehreren Importeuren und Herstellern in verschiedenen Handelsformen angeboten. Die wichtigsten Formen sind auf den Seiten 45-47 beschrieben.
Daß bei kurmäßiger Anwendung die Tagesdosis schon nach gut einer Woche halbiert werden kann, hängt wahrscheinlich mit folgender Eigenart der Wirkstoffe zusammen. Von jeder aufgenommenen Dosis gelangen nur rund 70% innerhalb von sechs Stunden wieder zur Ausscheidung, der Rest wird offensichtlich längerfristig gespeichert. Dieser Rest addiert sich bei regelmäßiger Einnahme rasch auf, was erklärt, warum schon nach

wenigen Tagen die halbe Dosis genügt, um eine ausreichende Konzentration an Ginseng-Wirkstoffen im Körper dauerhaft aufrechterhalten zu können. Aber selbst nach Ende einer „Kur“ hält, wie es scheint, die Wirkung noch über einen längeren Zeitraum an. Wie dieser Effekt zustande kommt, ist allerdings noch ungeklärt. Möglicherweise beruht er ganz einfach darauf, daß ein Organismus, der wieder gut eingestellt ist, sich auch eher als gut funktionierend und leistungsfähig empfindet bzw. darstellt.

Wer möchte, kann Ginseng auch über die für eine Kur angegebenen 1–3 Monate hinaus einnehmen. Das ist möglich, weil Ginseng erstens bei üblicher Dosierung keine Nebenwirkungen verursacht und zweitens selbst bei langfristiger Einnahme kein Wirkungsverlust eintritt. Es dürfte nicht wenige Menschen geben, die über viele Jahre hinweg, eigentlich immer, z.B. jeden Tag, ihre Tasse Ginseng-Tee trinken.

Wenn zuvor von der langsam einsetzenden Wirkung des Ginseng die Rede war, so ist spätestens an dieser Stelle eine Ergänzung anzubringen. Denn, wie es scheint, läßt sich doch auch eine Sofort-Wirkung erzielen. Um dies zu erreichen, wird die übliche Menge der Anfangsdosierung einer Kurbehandlung kurzfristig verdoppelt. Das wären also bis zu 6 Gramm am Tag, was jedoch nicht länger als 2–3 Tage lang praktiziert werden sollte. Diese Methode des schnellen Aufbaus eines Energie-Potentials kann z.B. dann durchgeführt werden, wenn erhöhte Belastungen körperlicher oder geistiger Art, wie sportliche Höchstleistungen, Prüfungen usw. anstehen. Die Einnahme beginnt dann etwa 1–2 Tage vorher und schließt den Tag des Ereignisses noch mit ein. Auch hier gilt, daß die Tagesdosis auf mehrere kleinere Einzeldosen aufzuteilen ist, die dann in möglichst gleichen Zeitabständen über den ganzen Tag hinweg nacheinander einzunehmen sind.

Keine Nebenwirkungen

Indem man Ginseng als Adaptogen definiert, wird nicht nur sein spezieller Wirkungscharakter beschrieben, sondern gleichzeitig auch signalisiert, daß er praktisch ungiftig und frei von Nebenwirkungen ist. Auf diesen Umstand wird schon seit Jahrtausenden, so lange er als Heilpflanze Verwendung findet, hingewiesen. Gleiches bestätigen auch die heutigen wissenschaftlichen Untersuchungen zur Toxizität (Giftigkeit) und Verträglichkeit. Wurde, z.B. Ratten, Ginseng-Pulver in der extrem hohen Dosierung von 2,1 g/kg Körpergewicht verabreicht, konnten keinerlei toxische Symptome festgestellt werden. Auf einen 70 kg schweren Menschen bezogen würde das, soweit man das überhaupt vergleichen kann, eine Menge von 147 Gramm ausmachen, die auf einmal eingenommen worden wäre. Auch wenn Ginseng Versuchstieren über längere Zeit und in ebenfalls hohen Dosen verabreicht wurde, ließen sich keine toxischen Nebenwirkungen beobachten. Ebensowenig übt Ginseng, wie in Versuchen mit Mäusen und Ratten festzustellen war, eine schädigende Wirkung auf ungeborenes Leben oder gar die Erbanlagen aus.
Dies zur Frage der Giftigkeitsprüfungen. Und was die sog. Nebenwirkungen betrifft, läßt sich sicherlich ebenfalls die Aussage vertreten, daß bei üblicher Dosierung keine zu erwarten sind. Das wird auch von den klinischen Untersuchern immer wieder hervorgehoben. Wer Ginseng allerdings in größeren, um nicht zu sagen riesigen Mengen einnimmt, wird wahrscheinlich, wie das selbst bei harmlosesten Substanzen der Fall ist, durchaus unerwünschte Symptome provozieren. So scheint es nicht ausgeschlossen, daß dann Schlafstörungen, erhöhte Reizbarkeit oder eine Erhöhung des Blutdrucks auftreten. Auch eine verstärkte Müdigkeit könnte sich bemerkbar machen, da höhere Dosen eher sedierend, also beruhi-

gend wirken. Soweit bekannt, treten solche Nebenerscheinungen aber tatsächlich nur bei mißbräuchlichem Gebrauch auf. Ansonsten gilt für den Ginseng generell, daß seine Anwendung völlig problemlos und ausgesprochen sicher ist.

Wechselwirkungen mit anderen Mitteln

Wechselwirkungen mit anderen Arzneimitteln sind nicht zwangsläufig negativ zu verstehen, jedenfalls nicht beim Ginseng. So unterstützt er z.B. die Insulin-Therapie bei Diabetes mellitus, der Zuckerkrankheit. Und je nachdem, von welchem Standpunkt aus man es betrachtet, ist die Tatsache zu werten, daß Ginseng die sedierende (beruhigende, aktivitätshemmende) Wirkung von starken Beruhigungsmitteln bzw. Narkotika wie Barbituraten, Chloralhydrat und Chlorpromazin vermindert. Über eine mögliche Wechselwirkung mit Hormontherapien (außer mit Insulin) liegen noch keine ausreichenden Erkenntnisse vor. Diese Frage zu klären wäre schon deshalb interessant, weil ja die wesentlichen Wirkstoffe des Ginseng, chemisch gesehen, einen hormonähnlichen Charakter besitzen. Die Östrogenspiegel im Blut werden durch die Einnahme von Ginseng jedenfalls nicht erhöht. Fiebersenkende Mittel können, je nach verwendeter Ginseng-Dosis, in ihrer Wirkung entweder verstärkt oder verringert werden.
Die besondere Oberflächenaktivität der Ginsenoside, die z.B. dazu beitragen kann, daß die aufgenommenen Nahrungsfette im Dünndarm besser verteilt und resorbiert werden, könnte sich in ähnlicher Weise auch auf Arzneimittel auswirken. Wenn diese aber schneller vom Darm aufgenommen würden, hätte das wiederum Auswirkungen auf den Wirkungsbeginn und die Wirkungsstärke, ein Aspekt im Umfeld des Ginseng, der noch nicht hin-

reichend untersucht wurde. Solange jedoch noch keine gesicherten Erkenntnisse vorliegen, soll auch hierüber nicht weiter spekuliert werden. Was man allerdings ziemlich sicher weiß, ist, daß Ginseng die anregende Wirkung des Kaffees in gewissem Maße verstärkt.

Ginseng ist nicht gleich Ginseng

Wie weiter vorn beschrieben, weisen die verschiedenen Ginseng-Arten sehr unterschiedliche Saponin-Muster auf, was sich selbstverständlich in den Wirkungseigenschaften niederschlägt. Die Fachleute scheinen allerdings einhellig der Meinung zu sein, daß dem koreanischen Ginseng das Prädikat der besten Qualität zuzugestehen ist. Man ist also überzeugt, daß er in seiner medizinischen Wirkung anderen Ginseng-Arten überlegen ist.

Da Ginseng ein wesentlicher Exportartikel Süd-Koreas ist, tut der dortige Staat auch einiges dafür, daß dieses „Produkt" in guter Qualität ausgeführt wird. Die Monopolbehörde gibt z.B. nicht ohne Grund Empfehlungen zum Mindestgehalt der Ginsenoside in den verschiedenen Handelsformen heraus. Seriöse koreanische Hersteller erfüllen diesen Standard nicht nur, sondern bieten sogar deutlich höhere Qualitäten an. Bei ausländischen Firmen, die Rohginseng im eigenen Land und in eigener Regie weiterverarbeiten, kann man da nicht immer so sicher sein.

Es lohnt sich also, beim Kauf von Ginseng-Produkten auf Qualität zu achten, die sich bei den fertigen Handelsprodukten vor allem an der Höhe des Wirkstoffanteils ablesen läßt. Schließlich ist die zu erwartende Wirkung hiervon direkt abhängig. Hinzu kommt, daß sich daraus auch das Preis-Leistungs-Verhältnis eines Ginseng-Produktes errechnen läßt. Ein guter Ginseng wird immer seinen Preis haben. Es muß aber nicht hingenommen werden, daß für geringere Qualitäten gleich viel Geld verlangt wird. Deshalb sollte man sich beim Kauf immer an seriöse Anbieter halten.

Wo Ginseng-Produkte zu bekommen sind

In der Bundesrepublik Deutschland wird reiner Ginseng hautpsächlich in folgenden Formen angeboten: als Extrakt, Granulat, Pulver und Kapseln (siehe auch S. 45-46 u. 105-107). Von diesen Formen hat zweifellos der Extrakt das beste Preis-Leistungs-Verhältnis. Mit ihm bekommt man also die meisten Ginseng-Wirkstoffe für sein Geld.
Ginseng findet sich auch, allerdings nur als eine von mehreren Wirkkomponenten wie Vitaminen, Spurenelementen usw., in manchen flüssigen Tonica. An dieser Art der Ginseng-Vermarktung wird jedoch immer wieder Kritik geübt, die sich sowohl auf die Menge der darin enthaltenen Ginseng-Wirkstoffe bezieht als auch auf die prinzipielle Frage, ob es überhaupt sinnvoll ist, Ginseng mit irgend etwas anderem zu mischen.
Die sog. Ginseng-Honigwurzel stellt eine Besonderheit dar. Sie ist eine mit Honig gesättigte original Ginseng-Wurzel, die auf diese Weise nicht nur fast unbegrenzt haltbar gemacht wurde, sondern auch besonders wohlschmeckend ist.
Alle Ginseng-Formen, inklusive der Honigwurzel, bekommt man generell in Apotheken, Reformhäusern, Drogerien und Gesundheitsläden.

Literatur

Literatur

Anguelakova, M. et al.: III. Congress de Dermo-Pharmacology, 1971.

Arichi, S.: Clinical Application of Panax ginseng (2): Asthenia, Anemia and Panax ginseng. Metabolism & Disease, 10, 596 (1973).

Asai, K.: Germanium Research of Surgical Patients. International Medical Convention of Surgeons, 1976.

Asai, K.: Organisches Germanium. Semmelweis Verlag, D–2812 Hoya.

Avakian, E.V.Jr. und Evonuk, E.: Effect of Panax ginseng Extract on Tissue Glycogen and Adrenal Cholesterol Depletion During Prolonges Exercise. Planta Medica, 36, 43 (1979).

Bae, H.-W.: Korean Ginseng, 1979, S. 148.

Balaban, P.M. et al.: Effects of Ginseng Preparations on Identified Neurons of the Snail Helix lucorum. J. Evol. Biochem. Physiol., 16(2), 154 (1980).

Banerjee, U. und Izquierdo, J.A.: Antistress and Antifatigue Properties of Panax ginseng: Comparism with Piracetam. Acta Physiol. Lat. Am., 32(4), 277 (1982).

Bao, T.T. und Saito, H.: Effects of Red Ginseng, Vitamins and Their Preparations (IV): Effects on the Sex Cycle in Stressed Femal Mice. Japanese Pharmacology & Therapeutics, 12(4), 37 (1984).

Bao, T.T. und Saito, H.: The Effects of Red Ginseng, Vitamins and Their Preparations (II): Effect on Passive Avoidance Response in Stressed Mice. Japanese Pharmacology & Therapeutics, 12(4), 20 (1985).

Bettermann, A.: Eine alternative Therapieform psychosomatischer Krankheitsbilder durch Ginseng-Extrakt (1981). Sonderdruck bei Werner & Winkler Naturheilmittel GmbH, Postfach 468, Nordendstraße 24, 6082 Mörfelden–Walldorf 2.

Bittles, A.H. et al.: The Effects of Ginseng on Lifespan and Stress Response in Mice. Gerontology, 25, 125 (1979).

Bombardelli, E. et al.: The Effect of Acute and Chronic Ginseng Saponin Treatment on Adrenal Function: Biochemical and Pharmacological Aspects. Proc. 3rd Int. Ginseng Symp., 1980, S.9.

Brekhman, I.I.: Zen-shen. State Publishing House for Medical Literature, Leningrad, 1957.

Brekhman, I.I.: Med. Sci. Serv., 4, 17 (1967).

Brekhman, I.I. und Dardymov, I.V.: Korean Ginseng Studies, 1976, S.317.

Chang, Y.S. et al.: The Effect of Ginsenoside-triol on the Postoperative Recovery in Gynecology Patients. Proc. 2nd Int. Ginseng Symp., 1978, S. 79.

Cho, Y.D. et al.: Studies of Ginseng Extract on Age-related Enzymes. Proc. 4th Int. Ginseng Symp., 1984, S.37.

Chun, H. und Chung, Y.H.: Effect of Ginseng on Peripheral Blood of Rabbits Treated with Cyclophosphamide. Chungnam Medical J., 101(1), 132 (1983).

Chung, J.M. et al.: Effect of Ginseng Extract on Excitable Cell Membrane Potential. Korean J. Physiology, 15(1), 3 (1981).

Da-Hong, Z.: Preventive Geriatrics: An Overview from Traditional Chinese Medicine. American J. Chinese Med., 10(104), 32 (1982).

Eui, S.C. et al.: Effect of Ginseng on Alcohol Metabolism. Korean Biochem. J., 11(1), 1 (1978).

Eui, S.C. et al.: The Effect of Korean Ginseng Extract on Alcohol Metabolism in Rat Liver. The 20th Anni. Thesis Collection on Korean Ginseng, 1978, S.151.

Fulder, S. et al.: The Effect of Ginseng on the Performance of Nurses on Night Duty. 3rd. Int. Ginseng Symp., 1980, S.81.

Fulder, S.: Über Ginseng: Ein Wissenschaftler berichtet. Hörnemann Verlag, Bonn, 1984.

Fulder, S.: Tao der Medizin: Ginseng, östl. Arzneien u.d. Pharmakologie harmonisierender Heilmittel. Sphinx-Verlag, Basel, 1985.

Ha, T.Y. und Lee, J.H.: Bacteriological and Immunological Studies on Panax ginseng (II). J. Jeonbug Nat'l Univ., 19, 139 (1977).

Ha, T.Y. et al.: Effect of Panax ginseng on the Carcinogenesis Induced by 3−Methylcholanthrene in ICR Mice. J. Korean Medical Assoc., 27(6), 541 (1984).

Hahn, D.R.: Pharmaco-Biological Action of Ginsenoside Rb_1, Rg_1 and Re. Proc. 2nd Int. Ginseng Symp., 1978, S.135.

Han, M.D.: An Experimental Study on the Effect of Ginseng Extract on the Development of Stomach Cancer in Wistar Rats Induced by N-methyl-N'-nitrosoguanidine. Ph. D. Dissertation, School of Med., Seoul Nat'l. Univ., 1982.

Harriman, S.: The Book of Ginseng. Pyramide Publications, New York, 1976.

Hayashi, E. et al.: Teratological Studies of Panabolide. Applied Pharmacol., 13(3), 429 (1977).

Hisayama, T. et al.: Clinical Experience in the Treatment of Advanced Cancer with Ginsenosides (Saponin of Ginseng Root). Kendai Shinliou, 2(7), 117 (1979).

Hong, S.A. et al.: The Effect of Ginseng Saponin on Animal Behavior. Proc. 1st Int. Ginseng Symp., 1974, S. 33.

Hong, S.A.: The Effect of Long-term Administration of Panax ginseng and Acanthopanax on Egg Production of Hens. Korean J. Pharacol., 17(2), 75 (1981).

Hong, S.D. und Koo, J.D.: The Effect of the Saponin Fraction of Panax ginseng C.A. Meyer on the Antioxydant Activity of α-Tocopherol. Proc. 4th Int. Ginseng Symp., 1984, S.133.

Hong, S.I. und Park, H.K.: The Effect of Ginseng on Physical Performance and Lactic Acid Production in Mice. Korea J. Vet. Sci., 77 (1973).

Huh, K. und Choi, C.W.: Effect of Panax ginseng on Xanthine Oxidase Activity in Ethanol-induced Hyperuricemia. Proc. 3rd Int. Ginseng Symp., 1980, S.131.

Huh, K. und Choi, C.W.: Effects of Korean Ginseng on the Lactic Acid Formation in Ethanol-treated Rats. J. Yongnam Univ. 14, 217.

Hur, B. und Fulder, S.: Effects of Panax ginseng Saponins and Eleutherococcus senticosus on Survival of Cultural Mamalia Cells after Radiation. American J. Chinese Med., 9(1), 48 (1981).

Hwang, W.I. und Cha, S.M.: Cytotoxic Activity of Extract of Panax ginseng Root Against Some Cancer Cells In Vitro and In Vivo. Proc. 2nd Int. Ginseng Symp., 1978, S.43.

Hwang, W.I. und Oh, S.K.: Study on the Anticancer Activity of Lipid Soluble Ginseng Extract and Ginseng Saponin Derivates against Some Cancer Cells. Korean J. Ginseng Sci., 8(2), 153 (1984).

Igarashi, Y. et al.: Effect of Saponin Extract from Panax ginseng on Protein and Amino Acid Metabolism in Rat Liver. Proc. Symp. Wakan Yaku, 9, 63 (1975).

Im, M.J. et al.: The Effect of Panax ginseng Extract on the Anticancer Activity and NDPase Activity of Cancer Cells and Normal Cells. Human Sci., 3(2), 65 (1979).

Ishigami, J.: Clinical Application of Panax ginseng (I): Oligospermia and Panax ginseng. Metabolism & Disease, 10, 590 (1973).

Jo, J.S. und Park, S.H.: The Effect of Panax ginseng on the Control of Diabetes Mellitus. Ann. Rept. Korean Ginseng Res., Korean Ginseng & Tobacco Res. Inst., 1979.

Joo, C.N. et al.: Biochemical Studies of Ginseng Saponins (XI). Korean Biochem. J., 10(2), 109 (1977).

Joo, C.N. et al.: Biochemical Studies of Ginseng Saponins (XII). Korean Biochem. J., 11(2), 113 (1978).

Joo, C.N.: The Effect of Ginseng Saponins on Several Enzymes. Proc. 2nd Int. Ginseng Symp. 1978, S.115.

Joo, C.N. et al.: Biochemical Studies of Ginseng Saponins (XIV): The Effect of Ginseng Saponins on Alcohol Oxydation. Korean Biochem. J., 12(2), 91 (1979).

Joo, C.N.: The Preventive Effect of Korean Ginseng Saponins against Aortic Atheroma Formation in Rabbits on a Long-term Cholesterol Diet. Proc. 3rd Int. Ginseng Symp., 1980, S.27.

Joo, C.N. et al.: Biochemical Studies on Ginseng Saponins (XV). Korean Biochem. J., 13(1), 63 (1980).

Joo, C.N. et al.: Biochemical Studies on the Absorption of Ginseng Saponins and Its Effects on Metabolism in the Animal Body. Korean Biochem. J., 15(3), 189 (1982).

Joo, C.N.: The Preventive Effect of the Saponin Fraction of Panax ginseng C.A. Meyer against Ethanol Intoxication of Rat Liver. Proc. 4th Int. Ginseng Symp. 1984, S.63.

Juhn, S.K.: The Effect of Ginseng Extract on the Respiration of Normal and Carbon Tetrachloride Treated Rat Liver Tissue. Choesin Euihak, 5, 631 (1962).

Kaku, T. et al.: Chemico-pharmacological Studies on Saponins of Panax ginseng C.A. Meyer. Arzneim.-Forsch. (Drug Res.), 25(4), 539 (1975).

Kaneki, M. et al.: Clinical Effects of Panabolide on Anemia. Shinliou & Shinyaku, 7(12), 109.

Kaneko, H. et al.: Studies on the Clinical Effect of Korean Red Ginseng Powder (II). Kisho & Kenkyu, 14(4), 135 (1980).

Kaneko, H. et al.: Studies on Clinical Effect of Korean Red Ginseng Powder (IV). Linshiou & Kenkyu, 58(12), 145 (1981).

Kaneko, H. et al.: Effects of Korean Red Ginseng Powder on the Treatment of Cerebellar Arteriosclerotic Patients. Linshiou & Kenkyu, 60(12), 170 (1983).

Kaneko, H. et al.: Effect of Red Ginseng on Haemodynamic Changes by Physical Exercise. Proc. Symp. Wakan Yaku, 16, 277 (1983).

Kaneko, H. et al.: Clinical Evaluation of Korean Red Ginseng Powder (IV): Effect of Red Ginseng Powder on Haemodynamic Parameters During Exercise Loading. Linshiou & Kenkyu, 59(12), 137 (1984).

Kaneko, H. et al.: Vasodilatatory Effects of Red Ginseng Saponin (Ginsenoside). Linsbo & Kenkyu, 61(8), 235 (1984).

Kappstein, S.: Das Buch vom Ginseng. Morzsinay Verlag, Bern, 1980.

Kim, B.J.: Effects of Ginseng and Other Drugs upon the Tolerance of Mice to Cold. Korean Med. J., 8(3), 107 (1963).

Kim, B.S. et al.: Effect of Ginseng Saponin Combined with Adriamycin and Bincristine in Tumor Bearing Mice. Ann. Rept. Korea Ginseng Studies, Korea Ginseng & Tobacco Res. Inst., 1984.

Kim, C.C.: The Effect of Temperature and Some Drugs on the Tolerance and Serum Protein of Mice Exposed to Positive Acceleration. Korean Med. J., 11(2), 51 (1966).

Kim, C.K. et al.: Effect of Ginseng Saponin on Hair. Cosmetics & Toiletries, 94, 49 (1979).

Kim, H.S.: Chosun Uihak Chapji, 22, 221 (1932).

Kim, J.Y. und Staba, E.J.: Korean J. Pharmacol., 4, 193 (1973).

Kim, N.D. et al.: Studies of Ginseng on the Antistress Effect. Korean J. Pharmacol., 10(2), 61 (1979).

Kim, Y.S.: Influence of Panax ginseng on Hyperthermia in Rats Induced by Various Drugs. Korean J. Pharmacol., 2(1), 83 (1966).

Kimura, M. et al.: Effect of Hypoglycemic Components in Ginseng Radix on Blood Insulin Level in Alloxan-Diabetic Mice and on Insulin Release from Perfused Rat Pancreas. J. Pharm. Dyn., 4, 410 (1981).

Kimura, M. und Suzuki, J.: Hypoglycemic Effects of Blended Chinese Traditional Medicine Containing Ginseng Radix. Proc. Symp. Wakan Yaku, 14, 121 (1981).

Kimura, M. und Suzuki, J.: Hypoglycemic Components from Ginseng Radix and the Actions on Insulin Release. Proc. Symp. Wakan Yaku, 14, 125 (1981).

Kirchdorfer, A.M.: Ginseng, Legende und Wirklichkeit. Verlag Droemer Knaur, München/Zürich, 1981.

Korea Ginseng & Tobacco Research Institute: An Introduction to Korean Ginseng. Daejeon, Korea, 1985.

Korean Ginseng, 2nd Edition, Hrsgb. Hyo-Won Bae. Korea Ginseng Res. Inst., Seoul, Korea, 1978.

Kubo, M. et al.: Effect of Panax ginseng on the Experimental Disseminated Intravascular Coagulation in Rats. Proc. Symp. Wakan Yaku, 15, 36 (1982).

Lee, F.C. et al.: The Role of Panax ginseng in Detoxification of Xenobiotics. Proc. 4th Int. Ginseng Symp., 1984, S.21.

Lee, I.P. et al.: Safety Evaluation of Panax ginseng Extract: A Lack of Mutagenicity in the Salmonella typhimurium and Chinese Hamster V-79 Cells. Proc. 4th Int. Ginseng Symp., 1984, S.75.

Lee, J.H. et al.: Ultrastructural Changes in Mouse Liver Cells Treated with Ginseng Extract for Damaged Liver by Carbon Tetrachloride. Korean J. Vet. Res. 18(2), 87 (1978).

Lee, K.S.: Effect of Ginseng Saponin on the Vascular Smooth Muscle. Proc. 3rd Int. Ginseng Symp., 1980, S. 71.

Lee, M.W. et al.: Effects of Ginseng Components on Rodenticide Vacor-induced Diabetes Mellitus in Rats. Proc. 4th Int. Ginseng Symp., 1984, S. 83.

Lee, Y.M. et al.: Potentiation of the NGF-mediated Neurit Overgrowth by the Ginsenoside Rb_1 in Organ Cultures of Chicken Embryonic Ganglia. Japanese J. Pharmacol., 29 (Suppl.), 191 (1980).

Matsuda, H. und Kudo, M.: Pharmacological Study on Panax ginseng C.A. Meyer: Effects of Red Ginseng on the Experimental Disseminated Coagulation (1). Yakugaku Zasshi, 103(12), 1269 (1983).

Matsuda, H. und Kudo, M.: Pharmacological Study on Panax ginseng C.A. Meyer (II): Effect of Ginseng on Experimental Gastric Ulcers (I). Yakugaku Zasshi, 104(5), 449 (1984).

Matsuoda, M. et al.: Effect of Korean Red Ginseng on Lipoprotein Lipids in Humans Receiving High Fat Diet. Japanese J. Arteriosclerosis, 16(1), 117 (1982).

Medvedev, M.A.: Die Wirkung von Ginseng auf die Arbeit von Funkern. Daten zum Studium von Ginseng und anderen Heilpflanzen des fernen Ostens. 5 Primorskoe Kuizhuoe izdatelsov, Wladivostok (1965).

Min, H.S. et al.: Histochemical Observations of Interaction between Chlorambucil and Ginseng Saponin in RNA, DNA and PAS Positive Materials in Hepatocytes of Weaning Rats. J. Korea Univ., 19(3), 631 (1982).

Min, Y.Y. und Ryu, C.K.: The Effect of Panax ginseng Extract on Some Serum Enzyme Activity of Carbon Tetrachloride Treated Rats. Medical J. Korea Univ. 19(1), 359 (1982).

Murata, I. und Hirono, T.: Clinical and Immunological Obervation of Prostisol on Cancer Patients. Metabolism & Disease, 10 (Suppl.), 601 (1973).

Nakanishi, K. et al.: Clinical Studies of Korean Ginseng Powder (III). Linshiou & Kenkyu, 57(2), 323 (1980).

Nakanishi, K. et al.: Effect of Korean Red Ginseng on the Platelet Aggregation and Lipid Metabolism (III). Linshiou & Kishou, 57(9), 323 (1980).

Nakanishi, K. et al.: Studies on the Effect of Red Ginseng Components on the Platelet Aggregation in Clinic (V). Linshiou & Kenkyu, 59(11), 147 (1982).

Nozu, T.: Nippon Yakuri Gaku Zasshi, 34, 69 (1941).

Oh, J.S. et al.: Effect of Panax ginseng on the Central Nervous System. Korean J. Pharmacol., 2(1), 17 (1966).

Oh, J.S. et al.: Effect of Panax ginseng on the Central Nervous System. Korean J. Pharmacol., 5(1), 23 (1969).

Okuda, H. und Yoshida, R.: Studies on the Effect of Ginseng Components on Diabetes Mellitus. Proc. 3rd Int. Ginseng Symp., 1980, S. 53.

Oura, H. und Hiai, S.: Physiological Chemistry of Ginseng. Metabolism & Disease, 10, 564 (1973).

Oura, H. und Hiai, S.: Biochemical Action of Panax ginseng Principle. Proc. 1st Int. Ginseng Symp., 1974, S.23.

Oura, H. et al.: Effect of Ginseng Extract on the Endoplasmatic Reticulum and Ribosomes. Planta Medica, 28(1), 76 (1975).

Park, C.W. et al.: Effects of Ginseng Components on the Actions of Oxygen Radicals to the Gelation of Skin Collagen. The Seoul J. Med., 25(1), 45 (1984).

Park, D.L.: Effect of Panax ginseng on X-ray Irridation and Synergistic Study on Nitramin. Insam Munhun Teukjip (Seoul), 2, 55 (1964).

Park, Y.D. et al.: Effect of Ginseng on the Recovery from Posthemorrhagic Anemia and Erythro Kinetics in Rabbit. Korean J. Physiol., 15(1), 9 (1981).

Pearce, P.T. et al.: Panax ginseng and Eleutherococcus senticosus Extract: In Vitro Studies on Binding to Steroid Receptors. Endocrinol. Japan, 29(5), 567 (1982).

Petkov, V.W.: Pharmacological Investigation of Panax ginseng C.A. Meyer. Azneim.-Forsch. (Drug Res.), 9, 305 (1959).

Petkov, V.W.: Possibilities for Optimizing Reactivity by Pharmacological Agents. Proc. Gerontological Symp., Lugano, Schweiz, 1975.

Rhee, S.D. und Nam, K.Y.: Effect of Korean Ginseng Extract on the Recovery of Heart Rate after Exercise and the Aerobic Capacity in Old Man. The 20th Anni. Thesis Collection on Korean Ginseng, 1978, S.49.

Saito, H. et al.: Effect of Panax ginseng Root on Exhaustive Exercise in Mice. Japanese J. Pharmacol., 24, 119 (1974).

Saito, H.: Pharmaco Properties of Ginsenosides Rb_1 and Rg_1 and Saponins of Panax ginseng Root. Proc. Gerontological Symp., Lugano, Schweiz, 1975.

Saito, H. et al.: Effect of Panax ginseng Root on Conditioned Avoidance Response in Rats. Japanese J. Pharmacol., 27, 509 (1977).

Saito, H. et al.: Effect of Panax ginseng Root on Acquisition of Sound Discrimination Behavior in Rats. Japanese J. Pharmacol., 29, 319 (1977).

Saito, H. und Bao, T.T.: Effects of Red Ginseng, Vitamins and Their Preparations (I): Effects on Forced Exercise in Mice. Japanese Pharmacology & Therapeutics, 12(4), 13 (1984).

Sandberg, F.: Proc. 1st Int. Ginseng Symp., 1974.

Sato, T. et al.: Effect of Ginseng Saponin on Experimental Gastric Ulcer (I). Applied Pharmacol., 20(4), 714 (1980).

Shia, G.T. et al.: The Effect of Ginseng Saponins on the Growth and Metabolism of Human Diploid Fibroblasts. Gerontology, 28, 121 (1982).

Shibata, S. et al.: Stimulated Incorporation of ^{14}C Amino Acid and ^{14}C Fatty Acids in Various Tissues of Ginsenoside-treated Rats. Chem. Pharm. Bull., 26(12), 3832 (1978).

Shida, K.: Studies on the Tonic Effect of Panax ginseng. Proc. Symp. Wakan Yaku, 3, 29 (1969).

Singh, V.K. et al.: Combined Treatment of Mice with Panax ginseng Extract and Interferon Inducer. Planta Medica, 47, 234 (1983).

Soldati, F.: Toxicological Studies on Ginseng. Proc. 4th Int. Ginseng Symp., 1984, S.119.

Takagi, K. et al.: Pharmacological Studies of Panax ginseng Root. Japanese J. Pharmacol., 22, 245 (1972).

Takagi, K.: Pharmacological Studies on Ginseng. Proc. 1st Int. Ginseng Symp. 1974, S.119.

Takeda, A. et al.: Restoration of Radiation Injury by Ginseng (I): Responses of X-irridiated Mice to Ginseng Extract. J. Radiat. Res., 22, 323 (1981).

Tsang, D. et al.: Effect of Saponins Isolated from Ginseng on the Uptake of Neurotransmitter in Rat Brain Synaptosomes. Nervosci. Lett. (Suppl.), 12, 20 (1983).

Tsuo, C. und Yen, C.: Effects of Ginseng on the Course of the Development of Alloxan-induced Diabetes. 1st Conf. Soc. Chinese Physical Sci., 1959, S.35.

Waki, I. et al.: Effects of a Hypoglycemic Component of Ginseng Radix on Insulin Biosynthesis in Normal and Diabetic Animals. J. Pharm. Dyn., 547 (1982).

Wang, B.X. et al.: The Action of Ginsenosides Extracted from the Stems and Leaves of Panax ginseng in Promoting Animal Growth. Acta Pharmaceutica Sinica, 17(2), 809 (1982).

Warnecke, G.: Zeitschr. f. Therapie, 2, 90 (1974).

Woo, K.S. et al.: An Experimental Study on the Effect of Ginseng Saponin upon Diabetes Mellitus. J. Hanyang Medical Coll., 2(1), 47 (1982).

Wyss, V. et al.: Effitti des Ginseng su alcuni Aspetti della Performance Fiscia in Atleti. Medicina dello Sport, 35, 383 (1982).

Yamamoto, M. et al.: Effects of Ginsenosides (Constituents of Panax ginseng) on DNA, Protein and Lipid Synthesis in Bone Marrow. Proc. Symp. Wakan Yaku, 6, 49 (1972).

Yamamoto, M. et al.: Lipid Metabolism and Saponins. Proc. Symp. Wakan Yaku, 10, 90 (1977).

Yamamoto, M. et al.: Stimulatory Effect of Panax ginseng Principles on DNA, RNA, Protein and Lipid Synthesis in Rat Bone Marrow. Arzneim.-Forsch. (Drug Res.) 27(1), 1169 (1977).

Yamamoto, M. et al.: Stimulative Effects of Panax ginseng Principles on DNA and Protein Synthesis in Rat Testes. Arzneim.-Forsch. (Drug Res.), 27(2), Ser. 7, 1404 (1977).

Yamamoto, M. et al.: Stimulatory Effect of Ginsenoside on DNA, Protein and Lipid Synthesis in Rat Bone Marrow and Participation of Cyclic Nucleotides. Arzneim.-Forsch. (Drug Res.), 28(11), Ser. 12, 2238 (1978).

Yamamoto, M. und Uemura, T.: Endocrinological and Metabolic Action of Ginseng Principles. Proc. 3rd Int. Ginseng Symp., 1980, S.115.

Yamamoto, M. et al.: Effects of Panax ginseng on Various Plasma Hormons and Lipids. Proc. Symp. Wakan Yaku, 14, 117 (1981).

Yamamoto, M. et al.: Clinical Studies on the Effect of Korean Red Ginseng on Diabetic Patients. Kisho & Kenkyu, 17(6), 169 (1982).

Yamamoto, M. und Kumagai, A.: Effect of Long-term Ginseng Administration on Blood Lipid and Lipoprotein in Hyperlipidemic Patients. J. Japanese Clinics & Metabolism, 19, 46 (1982).

Yamamoto, M. und Kumagai, A.: Anti-atherogenic Action of Panax ginseng in Rats and in Patients with Hyperlipidemia. Planta Medica, 45, 149 (1982).

Yamamoto, M. et al.: Studies on the Effect of Korean Red Ginseng Powder on Arteriosclerosis. Kisho & Linshiou, 17(6), 178 (1983).

Yang, Y.T. et al.: Immuno-Adjuvant Effect of Panax ginseng Extracts Against Sarcoma 180 Ascites Tumor Cells. Ann. Rept. Korean Ginseng Studies, Korea Ginseng & Tobacco Res. Inst., 1982.

Yonezawa, M. et al.: Restoration of Radiation Injury with Ginseng Extract. Proc. Symp. Wakan Yaku, 12, 44 (1979).

Yonezawa, M. et al.: Restoration of Radiation Injury by Ginseng (II): Some Properties of the Radioprotective Substance. J. Radiat. Res., 22, 336 (1981).

Yonezawa, M. et al.: Restoration of Radiation Injury by Ginseng Extract. Proc. 4th Int. Ginseng Symp., 1984, S.133.

Yoon, R.S. et al.: Effects on Cytoxic Fractions of Korean Ginseng Roots on Macromolecular Synthesis in Cancer Cells. Abstr. 2nd Int. Ginseng Symp., 1978, S.10.

Yoshita, Y. et al.: Effects of Korean Red Ginseng on the Treatment of Diabetic Patients. Kisho & Linshiou, 16(20), 302 (1982).

Yu, I.S.: Effect of Ginseng on Skin Mast Cells and Irradiated Rats. Katorik Taehak Uihakpu Nonmunjip, 15, 1 (1968).

Yu, J.R.: Studies on Nutrition under Abnormal Environment (IV). Res. Bull. Pacific Scholarship Cultural Foundation, 2, 342 (1978).

Yun, T.K. et al.: Study on Tumor Inhibitory Effect of Red Ginseng in Mice and Rats Exposed to Various Chemical Carcinogens. Proc. 3rd Int. Ginseng Symp. 1980, S.87.

Yun, T.K. et al.: Anticarcinogenic Effect of Long-term Oral Administration of Red Ginseng on Newborn Mice Exposed to Various Chemical Carcinogens. Cancer Detection & Prevention, 6, 515 (1983).

Yun, Y.S. et al.: Effect of Red Ginseng on Natural Killer Cell Activity in Mice with Lung Adenoma Induced by Urethane and Benzo(a)pyrene. Korean Biochem. J., 18(1), 31 (1985).